DU

KLEISIS GÉNITAL

ET PRINCIPALEMENT

DE L'OCCLUSION VAGINALE ET VULVAIRE

DANS LES

FISTULES URO-GÉNITALES

PAR

Anatole LE DOUBLE,

Docteur en médecine de la Faculté de Paris,
Ancien interne des hôpitaux et de la Maternité de Paris,
Ancien interne de l'Hôpital général de Tours,
Lauréat de l'Ecole de médecine de Tours (Médaille de bronze, 1868),
Médaille d'argent, 1869. — Médaille d'or, 1871. Prix Tonnelé),
Membre titulaire de la Société d'anthropologie,
Membre correspondant de la Société anatomique.

PARIS

V. ADRIEN DELAHAYE ET Cⁱᵉ, LIBRAIRES-ÉDITEURS

PLACE DE L'ÉCOLE-DE-MÉDECINE.

1876

DU

KLEISIS GÉNITAL

ET PRINCIPALEMENT

DE L'OCCLUSION VAGINALE ET VULVAIRE

DANS LES

FISTULES URO-GÉNITALES

PAR

Anatole LE DOUBLE,

Docteur en médecine de la Faculté de Paris,
Ancien interne des hôpitaux et de la Maternité de Paris,
Ancien interne de l'Hôpital général de Tours,
Lauréat de l'Ecole de médecine de Tours (Médaille de bronze, 1868,
Médaille d'argent, 1869. — Médaille d'or, 1871. Prix Tonnelé),
Membre titulaire de la Société d'anthropologie,
Membre correspondant de la Société anatomique.

PARIS

V. ADRIEN DELAHAYE ET Cⁱᵉ, LIBRAIRES-ÉDITEURS,

PLACE DE L'ECOLE-DE-MÉDECINE

1876

A M. LE PROFESSEUR RICHET

Chirurgien de l'Hôtel-Dieu,
Membre de l'Académie de médecine,
Commandeur de la Légion d'honneur.

A M. LE PROFESSEUR LASÈGUE

Médecin de l'hôpital de la Pitié,
Membre de l'Académie de médecine,
Officier de la Légion d'honneur.

CHERS MAITRES,

Je suis heureux de vous dédier ce travail, à vous, qui avez dirigé avec tant de sollicitude mes études médicales ; à vous, qui m'avez donné votre amitié et votre bienveillante protection. Acceptez ce faible témoignage de ma profonde reconnaissance et de mon respectueux dévouement.

A. LE DOUBLE.

DU KLEISIS GÉNITAL

ET PRINCIPALEMENT

DE L'OCCLUSION VAGINALE ET VULVAIRE

DANS

LES FISTULES URO-GÉNITALES

————————

AVANT-PROPOS.

Pendant mon internat à la Maternité de Paris, j'avais été à même d'observer plusieurs complications des accouchements dystociques. J'avais été frappé des désordres que pouvait entraîner, du côté des organes génito-urinaires, un travail de longue durée terminé spontanément ou artificiellement. Les fistules vésico-vaginales m'avaient tout particulièrement semblé fréquentes. A la maison d'accouchements, si j'avais vu l'accident se produire presque sous mes yeux, si j'avais pu en suivre les premières phases pour ainsi dire pas à pas, à l'Hôtel-Dieu je pus juger, des altérations à longue échéance provoquées sur les organes du petit bassin, du retentissement exercé sur le moral par une affection ancienne de cette nature.

M. le professeur Pajot, dans ses cours à la Faculté de Médecine, dit qu'une femme atteinte d'une semblable infirmité est morte socialement, si l'art n'intervient pas.

Morte socialement, la femme du peuple qui ne peut plus travailler pour subvenir à ses besoins ou s'acquitter des soins du ménage, morte socialement la femme du monde vouée par sa maladie à une réclusion continuelle, à une solitude absolue. Les malheureuses qui en sont atteintes peuvent difficilement pallier à l'écoulement continu de l'urine par les réservoirs de diverses sortes, les éponges, les linges dont elles se garnissent. Elles endurent non-seulement un grand nombre de tortures physiques, mais encore sont forcées d'abandonner leurs relations les plus intimes, les plus proches, les plus chères, de briser tous les liens de la famille et de la société, sans avoir même, comme le dit Dieffenbach (1), la triste consolation d'espérer qu'une mort prochaine les délivrera de tant de maux. Aussi toutes, après avoir plus ou moins tardé dans le vain espoir d'une guérison spontanée ou d'une amélioration, désespérées, à bout de patience, viennent-elles réclamer une opération. L'opération reconnue nécessaire, deux modes de traitement sont en présence : 1° la méthode directe de traitement des fistules vésico-vaginales ; 2° la méthode indirecte.

Dans la méthode directe on agit immédiatement sur la fistule, on tâche de produire sur son pourtour une modification qui permette à ses bords de se réunir par première ou par seconde intention.

Il faut reconnaître le mérite des procédés français et américains, ainsi que de leurs modifications. On ne saurait trop admirer les beaux succès obtenus en Angleterre, par Baker-Brown, Simpson, Spencer Wells ; en Amérique, par Marion Sims, Bozeman, Schuppert ; en Allemagne, par G. Simon, Dieffenbach ; en Belgique, par le professeur De Roubaix, en France, par Jobert (de Lamballe), Velpeau, Jarjavay, Maisonneuve, Nélaton, Follin,

(1) Opérative chirurgie, Berlin, 1844, t. I.

Laugier, et par leurs dignes successeurs : MM. Richet, Gosselin, Verneuil ainsi que par MM. Courty (de Montpellier), Rigaud et Herrgott (de Nancy), Duboué, de Pau, dont les résultats favorables sont consignés dans des monographies et dans un traité devenu classique. Cette méthode est souvent mise en pratique et bien connue, malheureusement elle n'est pas toujours applicable. C'est à ces cas exceptionnels que s'adresse la méthode indirecte de traitement des fistules vésico-vaginales, qui doit faire l'objet de ce travail.

Attaché en qualité d'interne au service de M. le professeur Richet pendant l'année 1875, j'ai eu la bonne fortune d'observer deux fistules vésico-vaginales traitées par cette méthode. M. Pozzi me montra aussi, à l'hôpital des Cliniques, une femme dont le vagin avait été fermé pour une grande perte de substance de la cloison vésico-vaginale.

Enfin dans le service de M. Alph. Guérin, suppléé par M. Nicaise, j'ai vu une femme dont le vagin avait été oblitéré et était devenu le siége d'une complication très-curiouse. En arrière du diaphragme cicatriciel s'étaient déposé des calculs ; il avait été nécessaire de dilater l'urèthre et d'aller les chercher par cette voie à travers la vessie et la fistule dans le diverticulum vaginal. Ce fait jugeait la question si controversée de dépôt phosphatique dans le vagin transformé en bas-fond vésical. Cette observation était très-rare, les trois premières, bien que plus communes, méritaient aussi une sérieuse attention au moment où cette question était à l'ordre du jour à la Société de chirurgie (1) et à l'Académie de Médecine (2). Il m'a semblé qu'en joignant ces faits nouveaux à ceux déjà connus, je pouvais rendre service à ceux que cette partie de la chirurgie intéresse.

Une étude d'ensemble sur l'occlusion vulvo-vaginale n'a

(1) Mémoire de M. Herrgott.
(2) Séances du 13 mars, du 16 avril 1875 et du 22 avril 1876.

p as encore été faite ; nous présentons donc au public médical un travail que nous pourrions presque qualifier d'entièrement nouveau. Nous n'avons en effet à signaler que deux thèses inaugurales dont le sujet se rapproche de la nôtre : la thèse de M. Forichon qui a pour titre : « *Quelques observations sur la méthode indirecte de traitement des fistules vésico-vaginales. Paris, 1866,* » et une autre plus récente de M. de Montigny intitulée : « *Sur un cas d'oblitération du vagin, Paris, 1873.* » Dans la première de ces thèses, l'auteur discute timidement et s'efforce de réfuter les objections adressées à cette méthode de traitement ; dans la seconde, malgré le stock d'observations qu'elle contient, il y a un oubli volontaire ou involontaire de beaucoup de faits, une absence totale de conclusions. En somme, au moment même où elles furent imprimées, ces thèses étaient loin de donner l'état de la chirurgie sur cette question.

M. Simon, dans un ouvrage paru en 1868, à Prague, n'indique que les occlusions vaginales faites en Allemagne. Il regarde comme impossible l'occlusion vulvaire ; et lui, simple modificateur de la méthode indirecte, daigne à peine se souvenir du nom du véritable créateur de cette méthode, de Vidal (de Cassis).

Avec un libéralisme scientifique plus grand, nous nous efforcerons de rassembler une grande quantité de détails analogues, éparpillés dans un nombre considérable d'écrits français et étrangers ; nous ajouterons un chapitre entier, *l'occlusion vulvaire,* au livre du professeur de Heidelberg, nous revendiquerons pour notre pays l'honneur d'une opération que, par un équivoque fâcheux, on semble nous disputer, et nous tâcherons de montrer que l'idée de la méthode indirecte est non-seulement française, mais encore que ses grands préceptes opératoires en ont été tracés par nos chirurgiens.

Comme une foule d'autres de nos découvertes, la méthode

indirecte de traitement des fistules vésico-vaginales après avoir pris naissance chez nous, n'est parvenue à se faire accepter de nouveau qu'à titre d'importation étrangère ; dédaignée en France, elle a été rapidement acceptée en Allemagne, et dans les autres pays, il importe aujourd'hui d'en faire connaître l'origine. En présence de la « *germanomanie* » scientifique (que l'on me passe cette expression) dont sont encore atteints quelques-uns de nos chirurgiens, on excusera la longueur du chapitre consacré à cette question d'historique.

Nous remercions tous ceux qui, dans un travail certainement trop au-dessus de nos forces, ont bien voulu nous aider de leurs conseils et nous permettre ainsi d'atteindre le but que nous nous proposions.

Nous croirions manquer à notre devoir, si nous n'exprimions toute notre gratitude à MM. les professeurs De Roubaix (de Bruxelles), Herrgott (de Nancy), Spencer-Wells (de Londres), Karl Gussenbauer (de Liége), ancien assistant de M. Billroth, ainsi qu'à MM. Bozeman, Nicaise et Péan, pour l'obligeance avec laquelle ils m'ont communiqué d'intéressants documents, de précieuses observations, et pour l'autorisation qu'ils m'ont accordée de les reproduire.

Nous citerons tout spécialement ici l'ouvrage de M. De Roubaix (1) et l'important mémoire de M. Herrgott (2), auxquels nous avons fait de nombreux emprunts.

Grâce à ces heureuses conditions, grâce à l'appui de M. le Dr Liouville, chef du laboratoire d'anatomie pathologique de l'Hôtel-Dieu, qui a fait mettre à ma disposition, avec le plus vif empressement, tout ce dont je pouvais avoir besoin pour mes recherches expérimentales ; grâce enfin à la bonne amitié de mes excellents collègues, MM. Heydenreich et Decaisne, internes très-distin-

(1) Traité des fistules uro-génitales. Bruxelles, 1870.
(2) Mémoire sur les fistules vésico-vaginales. Paris, 1875.

gués des hôpitaux, qui m'ont fourni des traductions im-
portantes, j'ai pu, au lieu d'une œuvre de simple critique,
avancer quelques faits nouveaux et résoudre quelques-uns
des problèmes qu'offre l'occlusion génitale.

Un mot encore.

Que l'on ne m'accuse pas de partialité pour la méthode
indirecte ; mon enthousiasme pour elle est très-modérée et
n'a rien d'aveugle. Comme les chirurgiens américains, je
crois que c'est une *opération pratique*, mais qu'il ne faudrait
pas trop se hâter de généraliser.

Ressource précieuse dans les cas désespérés, l'occlusion
génitale ne guérit qu'au prix des plus grands sacrifices ;
elle constitue un de ces moyens extrêmes dont il faudrait
bien se garder d'abuser.

M. Herrgott a exposé dans les lignes suivantes la valeur
présente de la méthode indirecte. Nous nous rallions entièrement à son opinion.

« Au moment actuel, la méthode de Vidal (de Cassis)
procure un bienfait inappréciable ; mais nous sommes prêt
à l'abandonner pour une restauration plus complète des
organes génito-urinaires de la femme, quand de nouveaux
progrès, qui peuvent déjà être entrevus, l'auront rendue
possible.

« Est-ce à dire que tout ce qui aura été fait antérieurement dans cette voie aura été inutile ? Loin de là, les progrès dans la science ont pour élément et pour appui les
progrès antérieurs et ne sont jamais, ou du moins bien
rarement, le résultat d'une improvisation. »

DIVISIONS.

Nous avons ainsi divisé notre sujet :

Dans le premier chapitre, nous avons dit ce qu'il fallait entendre par méthode indirecte de traitement des fistules vésico-vaginales ou occlusion génitale; nous avons indiqué les divers points des voies génitales où a été pratiquée l'occlusion. Puis, après avoir comparé les procédés opératoires entre eux, de manière à les rapprocher, à les classer, à en dégager quelques grandes méthodes chirurgicales, nous avons donné les motifs de notre préférence pour les mots nouveaux de kleisis génital, d'hystérokleisis, de kolpokleisis et d'épisiokleisis.

Dans le deuxième chapitre, nous avons décrit les lésions isolées ou multiples des organes génito-urinaires compliquant les fistules uro-génitales. Nous avons énuméré et discuté la valeur de chacune des indications et [des classifications d'occlusion posées par les auteurs, et nous avons essayé de montrer leur inutilité et leur inexactitude.

Le chapitre III est consacré à la question d'historique. L'histoire de l'occlusion génitale, d'après nous, est comprise dans quatre grandes périodes, dont le point de départ est pour chacune un progrès de la chirurgie gynécologique. Nous nous sommes longuement appesanti sur les discussions de priorité de l'occlusion vaginale, de façon à dissiper les ténèbres qui enveloppent les origines de cette opé ration et à convaincre tout chirurgien ami de la vérité.

Puis nous avons abordé, dans le quatrième chapitre, l'étude de l'occlusion du col utérin et de l'occlusion du vagin avec rejet du col de l'utérus dans la vessie ou dans le rectum.

Intentionnellement, nous avons à peu près laissé dans l'ombre ces modes d'occlusion : d'une part, parce qu'ils sont très-connus; d'autre part, parce que les résultats qu'ils fournissent ont été minutieusement analysés. Pourquoi alors, me dira-t-on, ne pas les avoir passé sous silence? Parce que ce sont des formes de kleisis et que, pour ne pas laisser notre sujet incomplet, nous étions forcé de les citer, leur notoriété nous dispensant de toute discussion.

Nous nous sommes attaché, dans le chapitre V, à rechercher les divers procédés d'occlusions vaginales, à savoir : occlusion par la cautérisation; l'occlusion avec l'aide du bistouri ou par manœuvres sanglantes avec ses trois variétés : occlusion par lambeaux anaplastiques empruntés aux parois vaginales; occlusion par avivement des parois vaginales sans suture; occlusion par avivement et suture des parois vaginales.

L'occlusion vulvaire, qui fait l'objet du chapitre V, a été longuement décrite. Attendu la rareté encore grande de ce genre d'opération, nous avons reproduit *in extenso* toutes les observations d'épisiokleisis que nous avons pu retrouver.

Dans le chapitre VII, nous avons examiné séparément chacune des objections opposées à la méthode indirecte. Nous avons noté chacune des accusations portées contre elle, et, après les avoir discutées et mûrement pesées, nous sommes arrivé à conclure que si des accidents ont été observés, primitivement ou consécutivement à l'occlusion génitale, ces accidents n'ont été que la conséquence d'un procédé opératoire mauvais ou d'un manque de soin consécutif de la part de l'opérée. Nous espérons que notre conviction sera partagée et que, d'accord avec nous, on reconnaîtra que la méthode indirecte, bien appliquée et subordonnée à certaines règles fixes, peut donner d'excellents résultats.

Le chapitre VIII est consacré à une étude comparative des divers procédés d'occlusion vaginale — de l'occlusion vaginale et de l'occlusion vulvaire.

Le chapitre IX est destiné à faire connaître les opérations complémentaires que réclame parfois la méthode indirecte.

Dans le chapitre X, nous posons les conclusions qui résultent de notre travail.

Nous avons joint à notre monographie un index bibliographique, dans lequel on pourra retrouver chacun des documents sur lesquels nous nous sommes appuyé. Nous avons collationné avec soin nos indications, et les travailleurs qui aiment ces espèces de recherches, et qui savent ce qu'elles coûtent de peine et de temps, en apprécieront l'utilité pratique.

CHAPITRE PREMIER.

DÉFINITION. — DIVISIONS.

Dans la méthode indirecte ou kleisis génital, on tâche de remédier à l'infirmité incontinence d'urine sans atteindre la lésion fistule qui en est la cause. Dans ce but, on crée une barrière imperméable empêchant le passage incessant de l'urine par le vagin ; on force le liquide sécrété à refluer dans la vessie et à être éliminé par l'urèthre.

Cette barrière imperméable s'obtient en oblitérant les voies génitales dans un point déterminé de leur étendue ; mais, quel que soit le siége de l'oblitération, le procédé chirurgical employé, dans toutes les occlusions l'idée est identique : rétablir les fonctions de la vessie sans prendre souci de la fistule.

L'oblitération peut porter :

Sur le col utérin,
Sur le vagin,
Sur la vulve,
Ou encore à la fois :

Sur le vagin et sur le col, ou sur le vagin et sur la vulve.

Le lieu d'élection est indiqué par une foule de considérations : le siége, la nature, l'étendue de la perte de substance.

L'occlusion du col utérin, proposée par Jobert pour les fistules uretéro-utérines et vésico-utérines inaccessibles, est universellement adoptée de nos jours. La difficulté de les atteindre, de les oblitérer, soit par la cautérisation, soit par la suture, les dangers auxquels exposeraient les débridements nécessaires pour les mettre à nu, ont fait adopter l'oblitération du col.

Il en est de même, et pour les mêmes raisons, de l'occlusion vaginale avec rejet du museau de tanche dans la vessie, préconisée par Jobert comme moyen de traitement des fistules vésico-utéro-vaginales profondes. Ces deux premiers genres d'occlusions n'offrent pas matière à discussion.

Il n'en est plus ainsi des deux autres variétés : l'occlusion du vagin, l'occlusion de la vulve. Il est peu d'opérations qui aient suscité d'aussi véhémentes discussions, d'aussi violentes récriminations que l'occlusion vulvo-vaginale. Aujourd'hui, que les clameurs ont cessé, que l'éloge a remplacé le blâme, on se demande quel esprit de vertige s'était emparé pendant si longtemps de nos chirurgiens. Comment la question de l'opportunité de ces occlusions a-t-elle même pu être soulevée ?

Dans ces lésions énormes, où tout autre procédé a déjà échoué ou est inapplicable, le chirurgien doit-il borner son rôle à quelques paroles banales de consolation ? Evidemment, non ; il sait qu'il a entre les mains un moyen de guérison : il doit l'employer.

Placé entre une maladie et les causes qui l'engendrent, le chirurgien, comme le médecin, ne doit et ne peut abandonner la partie que lorsqu'il se sent incapable de faire du bien ou seulement lorsqu'il craint de faire naître un danger plus immédiat et plus pressant. Il ne doit pas laisser livrées à la malpropreté et au dégoût d'elles-mêmes de pauvres malheureuses qui, constamment mouillées par l'urine, exhalant une odeur infecte, sont condamnées à la vie la plus pénible, la plus insupportable. Leurs souffrances, la répulsion qu'elles inspirent, modifient rapidement leur caractère; elles deviennent mélancoliques, taciturnes, en proie à une préoccupation constante, à une tristesse dévorante.

Leur imagination exagérant encore leur infirmité, elles tombent dans le désespoir, pour aboutir au suicide ou à la folie. En présence d'un tel état, d'un avenir si sombre, hésiter serait plus qu'une faute.

La légitimité des diverses occlusions étant reconnue, voyons comment on peut les classer.

M. Simon (de Rostock) a présenté trois modes opératoires différents, basés sur les divers points d'élection de l'occlusion génitale.

Le premier comprend l'oblitération du museau de tanche, il l'appelle *Hysterokeisis*. Le second, l'occlusion des parois mêmes du vagin, *Kolpokleisis*. Le troisième, l'obturation de la vulve, *Episiostenosis*.

Quels que fussent le siége, la hauteur de la perte de substance, Simon opérait toujours autrefois à l'union du tiers inférieur du vagin, avec ses deux tiers supérieurs. Il pensait que plus haut l'étroitesse du canal, la difficulté d'aborder, [étaient des conditions éminemment défavorables. Maintenant, reconnaissant son erreur, il prétend avoir noté que les opérations faites sur les parties les plus élevées de l'organe réussissent mieux que celles exécutées dans le voisinage de l'urèthre. Il a donc posé comme loi : *Etablir l'oblitération immédiatement au-dessous de la fistule en uti-*

lisant sa lèvre inférieure ou du moins les tissus situés dans son voisinage.

Il avait appelé tout d'abord occlusion transversale du vagin, le kolpokleisis, mais depuis il a reconnu l'exclusivisme de sa définition, car l'occlusion vaginale peut être faite dans d'autres sens.

Simon a clos le vagin :

A sa partie uréthrale,

A sa partie moyenne,

A son cul-de-sac supérieur.

En opérant dans le cul-de-sac supérieur, il a rejeté le col de la matrice plusieurs fois dans la vessie, et une fois dans le rectum, enfin il a simplement accolé les parois vaginales. Ce que M. Simon a créé surtout de remarquable, c'est le procédé opératoire auquel il donne le nom de Kolpokleisis oblique. Cette occlusion s'applique aux fistules vaginales profondes, n'occupant qu'un côté du vagin, c'est aux dépens d'une de ses parties latérales qu'on la pratique. On peut ne comprendre dans l'occlusion qu'une partie d'un cul-de-sac vaginal, de façon à conserver la fonction génératrice; l'oblitération oblique est alors partielle. Elle peut être oblique et totale, si malgré la direction du trait de suture le col utérin est situé derrière le diaphragme cicatriciel.

En somme, Simon a proposé la division suivante :

Hystérokleisis.

Kolpokleisis

transversal toujours total
- de la voûte du vagin.
- du corps du vagin.
- de la portion uréthrale du vagin.

oblique
- partiel avec une conservation d'une partie du cul-de-sac vaginal.
- total sans conservation d'une partie du cul-de-sac vaginal.

Episiostenosis.

Simon, dans son ouvrage de 1868, avoue qu'il ne connaît pas un seul cas d'occlusion complète de la vulve. Il se pose la question de savoir si elle est possible, et concluant à la négative, il affirme qu'il pense que tout ce que l'on pourra obtenir sera une sténose vulvaire. Cependant cette opération avait été réussie pour la première fois par Schuppert, le 14 août 1858, à la Nouvelle-Orléans, c'est-à-dire dix ans avant l'apparition de l'ouvrage de M. Simon.

Baker Brown, dans le n° du 17 avril de la *Lancette Anglaise* de 1862, avait mentionné une occlusion vulvaire, faite en 1860, pour un cloaque uro-génito-rectal. Plus récemment, mon excellent collègue et ami, Edouard Labarraque, dans le numéro du 15 septembre 1875, des *Annales de Gynécologie*, traduisait pour les lecteurs de ce journal, une lettre de M. Bozeman, adressée au Dr Chauveau (de New-York). Dans cette lettre, M. Bozeman dit avoir vu, à Heidelberg, une femme à laquelle Simon avait fait subir l'occlusion vulvaire sept ans auparavant.

M. Simon serait donc aujourd'hui le premier à répudier l'expression impropre d'épisioténosis. Nous sommes donc en droit de compléter sa classification, de remplacer le mot impropre d'épisiotenosis par celui *d'épisioskleisis*, et d'admettre :

L'Hystérokleisis.

Le Kolpokleisis.

L'Épisioskleisis.

Il ne peut y avoir d'équivoque entre l'hysterokleisis et le kolpokleisis, il n'en serait peut-être plus de même, à la rigueur, entre le kolpokleisis et l'episiokleisis. Pour éviter toute confusion, nous devrions regarder comme occlusion vulvaire, toute occlusion faite au-dessous de l'anneau vulvaire, et de l'hymen, fermeture naturelle du vagin. C'est là un point de repère fixe, facilement appréciable et concordant exactement avec les données embryogéniques, anatomiques et physiologiques.

Le Double.   2

En effet, l'appareil génital interne prend naissance dans le blastème interposé aux deux feuillets internes et externes. Il est un point de formation moyenne qui n'est ni le feuillet externe, ni le blastème intermédiaire, mais la cloison même qui s'est établie dans le cloaque primitif formé par le cul-de-sac rectal et la vessie urinaire antérieurement dérivée de ce dernier, sous forme de pédicule creux de l'altantoïde, le vagin se développe dans ce point. Le tube génital se termine en bas par l'anneau vulvaire. A cet anneau vulvaire, adhère l'hymen qui semble formé par l'adossement de la muqueuse vaginale (formation extérieure), et qui, comme tous les orifices placés à la limite de deux champs embryogéniques différents peut être imperforé (1).

Le mot d'épisiokleisis devrait donc dire seulement fermeture de la vulve, les parois vaginales rétro-vulvaires ou péri-vulvaires ne concourant pas à la formation de la cicatrice. Ce n'est pas là son vrai sens *chirurgical*, et sous le titre d'occlusion vulvaire, les chirurgiens ont publié des observations, non pas d'épisiorrhaphie pure, mais d'élytro-épisiorrhaphie, d'épisio-cheilorrhaphie, d'épisio-périnéorrhaphie.

A leur exemple, je ne changerai pas cette dénomination sur laquelle tout le monde s'entend, et je définirai *l'épisiokleisis* :

Une occlusion génitale pratiquée sur les tissus situés au-dessous de l'anneau vulvaire, et dans laquelle les opérateurs ont intéressé dans une minime étendue, les tissus situés au-dessus ou au voisinage de cet anneau.

Comme la majeure partie de l'avivement portait sur la vulve, les chirurgiens ont cru pouvoir négliger d'indiquer le petit avivement sus ou péri-vulvaire.

Il n'existe pas encore aujourd'hui d'occlusion *vulvaire*

_____

(1) Courty. Traité des maladies des femmes.

pure. La vulve n'a pas encore été fermée par une mince membrane cicatricielle dont l'épaisseur ne dépassât pas l'anneau vulvaire.

La mutabilité et la multiplicité des lésions ont été causes que les procédés opératoires de l'épisiokleisis ont été essentiellement variables. On peut, je crois, les ranger sous deux chefs :

A. — Certains chirurgiens ont jugé à propos de ne pas s'occuper de l'ouverture recto-vaginale pouvant compliquer une fistule vésico-vaginale, de perforer même la paroi postérieure du vagin, et d'établir, un orifice de communication entre le canal et le rectum.

Partant de ces données, nous avons deux variétés d'épisiokleisis, toujours complets : L'épisiokleisis avec formation d'un diverticulum rectal par lésion primitive ou pathologique de la cloison recto-vaginale, l'épisiokleisis avec formation d'un diverticulum rectal par lésion secondaire ou chirurgicale de la cloison recto-vaginale.

B. — D'autres chirurgiens moins hardis ont proposé de conserver la cloison recto-vaginale intacte, et de remédier à ses moindres pertes de substance, avant de ne rien tenter.

L'épisiokleisis qui dans la variété précédente était toujours total, peut être ici partiel ou complet. S'il existe encore une portion d'urèthre, et que l'urine puisse sortir par ce canal, on clôt entièrement la vulve; si au contraire, le conduit est détruit en totalité, ou que le demi-cylindre supérieur, constituant sa paroi supérieure, persiste seul, on oblitère incomplètement la vulve. On laisse une petite ouverture à la partie supérieure du diaphragme cicatriciel pour le passage de l'urine. Ce procédé, le moins parfait de tous, doit, comme l'ont dit Kidd et Rizzoli, être imposé par la nécessité. Il y aurait une incontinence d'urine par ce pertuis vulvaire supérieur, si pour restituer à l'opérée la faculté d'évacuer ses urines à certaines heures, on n'appli-

quait des bandages contentifs rapprochant les grandes
lèvres, fermant hermétiquement la vulve, et rendant ainsi
l'opération profitable. En résumé, nous proposons la classification suivante représentée dans ce tableau.

Hystérokleisis.

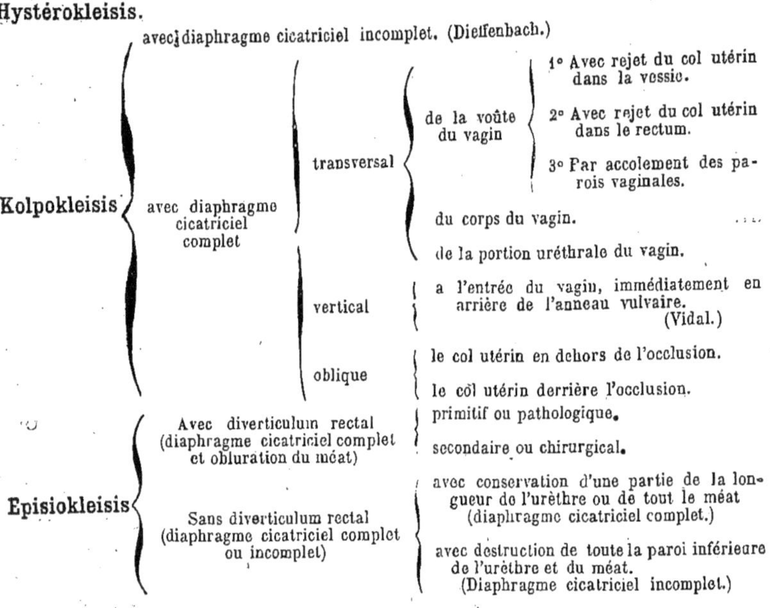

On a ainsi, sous une forme succincte, l'ensemble des diverses variétés d'occlusions génitales, et le siége exact ou
elles ont été pratiquées. C'est la classification modifiée de
Simon pour les deux premières classes; quant à la troisième, elle m'appartient. Je pense qu'en présence des faits,
il est logique de l'admettre avec ses divisions et ses
subdivisions, au même titre que les précédentes.

Quant à l'occlusion vaginale incomplète, elle a été faite
volontairement par Dieffenbach (1), et pas plus que l'occlusion vulvaire incomplète *voulue* je ne pouvais la passer
sous silence.

(1) Dieffenbach. Opérative chirurgie, etc.

Nous suivrons, pour l'exposé des rpocédés opératoires, l'ordre que nous avons tracé dans ce tableau.

Il ne faudrait pas croire que ce soit un amour outré de néologisme qui nous fasse adopter ces expressions grecques, elles ont pour nous l'avantage de renfermer sous un seul mot une longue périphrase française et de ne rien préjuger du mode opératoire.

Les termes d'épisiorrhaphie, d'hystérorrhaphie, de kolporrhaphie, d'élytrorrhaphie, etc. etc., inusités, du reste, aujourd'hui, seraient impropres ; ils veulent dire suture avec avivement du col utérin, du vagin, de la vulve. Ils laisseraient complètement à l'écart ces cas d'occlusions tentés ou obtenus par la cautérisation, et le simple avivement avec affrontement des surfaces cruentées sans suture (1).

CHAPITRE II.

LÉSIONS DES ORGANES GÉNITO-URINAIRES POUVANT ACCOMPAGNER LES FISTULES URO-GÉNITALES. — APERÇU SUR LES INDICATIONS DE LA MÉTHODE INDIRECTE.

Avant de savoir s'il y a des indications précises de la méthode indirecte, si on a pu assembler dans quelques formules les cas multiples qui peuvent se présenter, il importe de connaître les lésions des organes génito-urinaires qui, isolées ou combinées, ont fourni les éléments des classifications.

Chacune de ces lésions en particulier pourra ne pas paraître grave, mais réunies comme elles peuvent l'être, comme elles le sont le plus souvent, elles contribuent à rendre les fistules vésico-vaginales incurables par tout autre procédé que par la méthode de Vidal (de Cassis).

Je passerai successivement en revue les complications

(1) Roser, Thèse Forichon, Paris, 1866.

qu'on peut rencontrer du côté de l'urèthre, du vagin, de la vessie, de l'utérus et du rectum.

Urèthre. Toute opération de fistule vésico-vaginale ne doit pas être entreprise avant de s'être assuré de l'état de l'urèthre.

L'urèthre peut être *oblitéré, rétréci, dévié, détruit en tout ou en partie.*

L'*oblitération* est une complication peu grave mais assez fréquente. Chez une des malades, dont je rapporte l'obser-vation, le bout postérieur de l'urèthre était fermé et se ter-minait en cul-de-sac, la sonde pénétrait profondément dans le canal, mais n'entrait point dans la vessie. On a vu des cas d'oblitérations du canal dans toute sa longueur. Ces obli-térations sont quelquefois provoquées par l'inflammation qui préside à la formation de la fistule, ou même par le fait du traumatisme exercé par la tête du fœtus ou les instru-ments d'obstétrique. Jobert en distinguait deux variétés, de gravité essentiellement différente : 1° L'adhérence des pa-rois uréthrales peut être superficielle, facilement déchirable, membraneuse, suivant son expression.

Sur dix observations de Jobert on en trouve sept d'oblité-rations membraneuses du col. G. Simon en note trois. Chez notre malade l'oblitération était aussi de cette nature. La divulsion est facilement victorieuse de ce genre d'oblité-ration. 2° Elle peut être fibreuse ou profonde.

Dans cette seconde espèce d'oblitération, la divulsion est insuffisante.

On refait le canal en enfonçant dans la direction présu-mée de l'urèthre un trocart auquel fait suite une sonde à demeure pour empêcher la rétraction du tissu cicatriciel.

Enfin, quand les adhérences sont anciennes, on a noté la disparition absolue de l'urèthre ; il ne reste plus qu'une masse de tissu conjonctif ; le méat, lui-même, n'est plus distinguable des parties avoisinantes. Michon, dans sa thèse de concours (1), cite deux exemples de fusion totale des parois uréthrales empruntés à Schulzius et à Saucerotte.

Nous croyons inutile d'insister sur le *rétrécissement* de l'urèthre, ce canal étant facilement dilatable.

Il en est de même des polypes et des calculs, des déviations qu'il peut subir, entraîné par les brides qui le fixent à un point quelconque du bassin.

Une remarque cependant.

M. Verneuil a appelé dernièrement, à la Société de chirurgie (1), l'attention sur certaines formes de *déviation du canal*, pouvant simuler une oblitération. Un examen attentif permettra vite le diagnostic.

La paroi inférieure de ce conduit a pu être *perforée* dans un ou dans plusieurs points de son trajet. Toute sa paroi inférieure a quelquefois disparu.

Enfin, on a vu ces altérations se combiner. Par ex. : une oblitération complète du bout antérieur de l'urèthre, coïncider avec une destruction du bout postérieur, etc., etc.

Vessie. Nous ne nous occuperons pas de la cystite, et des calculs vésicaux, complications assez rares, et auxquels il est facile de remédier. Nous mentionnerons tout particulièrement la *rétraction vésicale*. Vidal (de Cassis) croyait que la vessie rétractée à la suite d'une fistule vésico-vaginale ne pouvait plus se dilater, qu'elle n'était plus capable de renfermer, même pendant un instant, une goutte d'urine, et que, si on fermait la fistule, on subtituait une incontinence d'urine par l'urèthre à une incontinence d'urine par le vagin.

Guidé par ces idées théoriques, il inventa sa méthode

(1) Thèse agrégation. Paris, 1841.
(2) Bulletin de la Société de chirurgie, 1875.

qui a pour but de former une vessie supplémentaire aux dépens du vagin. En même temps que la vessie *diminue son épaisseur augmente*. Freund a voulu mettre ces changements sur le compte d'un travail hypertrophique de ses parois. M. De Roubaix fait remarquer, avec raison, que le défaut d'exercice d'un organe n'entraîne pas son hypertrophie, mais son atrophie, et qu'après les opérations pratiquées pour les fistules, la dilatation de la vessie se fait avec une facilité et une rapidité si prononcées qu'il est permis de supposer que son système musculaire n'a pas perdu virtuellement ses propriétés et l'agencement primitif de ses fibres. Le chirurgien belge admet donc le fait de la dilatabilité de la vessie après l'opération de la fistule, ce qui est contraire à l'opinion de Vidal, mais, en réalité, conforme à la vérité. On peut même se demander si Vidal n'a pas exagéré ce qu'il avait cru remarquer, préoccupé qu'il était de trouver des raisons pour légitimer l'oblitération du vagin qu'il allait présenter au monde chirurgical. L'augmentation des parois de la vessie dépend peut-être simplement du rassemblement de ses parties constituantes (1). Voici quelques observations qui prouvent ce retrait de la vessie et cette augmentation d'épaisseur de ses parois: Max a présenté, à la Société anatomo-pathologique de Bruxelles, une vessie réduite au volume d'une lentille, ayant acquis ces dimensions à la suite d'une fistule vésico-vaginale, chez une femme qui portait une fistule du bas-fond de la vessie. Chopart trouva une autre fois la cavité de ce viscère rétrécie, ses parois très-épaisses et comme squirrheuses.

Les *hernies* de la muqueuse vésicale à travers la fistule sont plus fréquentes que les hernies de la totalité des couches composant le réservoir urinaire.

Le Dr Schmidt (2) a fait connaître un cas, où une si grande

____

(1) De Roubaix, *loc. cit.*
(2) Thèse Bouisson. Paris, 1872.

portion de la membrane muqueuse de la vessie s'était échappée par la fistule et même par la vulve, qu'on pouvait voir à nu l'insertion des artères. Les parties étaient menacées de gangrène.

Lallemand rapporte un fait semblable (1). On a cité des cas d'irréductibilité de la portion herniée par suite de sa soudure avec le contour de la fistule, l'urine coulant cependant facilement par le vagin.

Il est insolite d'observer des *adhérences des diverses parties de la muqueuse vésicale entre elles*. Il est arrivé pourtant que les plaques gangréneuses, étant situées en face l'une de l'autre, les plaies se soient accolées après l'élimination des escharres, et que la cicatrisation se soit faite par soudure réciproque. La vessie devient alors biloculaire ou multiloculaire, avec communication ou sans communication des loges entre elles. L'accolement complet des surfaces est exceptionnel. G. Simon (2) rapporte cependant deux observations de malades chez lesquelles les parois vésicales fusionnées étaient adhérentes aux os voisins et surtout à l'arcade pubienne.

Vagin. Tous les auteurs qui se sont occupés de cette question s'accordent à reconnaître l'extrème rareté de la vulvite et de la vaginite. Nous nous réservons plus loin de tirer des conclusions de ce peu de sensibilité de la muqueuse vaginale à l'action de l'urine.

Les parois vaginales peuvent être *rugueuses, épaisses, exulcérées, infiltrées de lymphe plastique, rigides, ne se prêtant à aucun déplacement*. Les plis de la muqueuse peuvent être *effacés, incrustés de concrétions lithiques*, de *fongosités*, de *carnosités* (3). On y *trouve des masses ino-*

(1) Thèse Bouisson. Paris, 1872.
(2) Mittheilungen, Loc. cit.
(3) Van Heer.

dulaires blanchâtres, *d'une dureté quelquefois fibreuse*, affectant la forme *de brides*, *de valvules*, *de diaphragmes*, siégeant en différents points, mais surtout au pourtour de la fistule.

Comme pour l'urèthre, le vagin peut être *rétréci* ou *oblitéré* en *partie ou en totalité*.

Les pertes de substance varient aussi comme siége et comme dimension; il est rare de voir les cloisons vésico-vaginales et recto-vaginales détruites simultanément, et la vessie et le vagin, l'urèthre et l'utérus forment un vaste et unique cloaque.

Les rétrécissements sont annulaires ou semi-circulaires. Ils sont situés au-dessus ou au-dessous de la fistule. S'ils sont multiples, le vagin cloisonné est divisé en compartiments. De très-minces, et constituant de simples brides, des valvules, ils peuvent devenir très-épais et former de véritables cylindres fibreux. Chez la femme qui fait l'objet de notre seconde observation, tout le vagin situé au-dessus de la fistule était rétréci. La coarctation était si grande, qu'on pouvait à peine introduire une sonde au delà de 0,02 centimètres, et que pour atteindre le col et la cavité utérine, il était nécessaire de lui substituer la mince tige de l'hystéromètre.

Jobert admet pour le vagin comme pour l'urèthre, *des oblitérations totales* ou *partielles, superficielles* ou *membraneuses, profondes* ou *fibreuses*.

En avant de la fistule, l'oblitération vaginale peut être complète, cela est rare; en arrière, c'est la plus fréquente, et le col utérin est emprisonné dans une loge sans communication avec le vagin.

Il me reste à parler des *adhérences qui unissent* les *parois vaginales aux viscères voisins, aux os du petit bassin*, et principalement à la *symphyse pubienne* et *aux branches ischio-pubiennes*. « Cette complication est une des plus fâcheuses et une des plus favorables pour le succès de l'opération en supposant même que celle-ci puisse être entreprise. » (1) En effet le vagin reste constamment béant dans toutes les positions de la femme ; il présente des conditions d'immobilité telle qu'il est impossible d'approcher les parois et de les maintenir en contact.

En plus de la fistule, on a vu un segment de circonférence et parfois la circonférence tout entière du vagin être détachée du col utérin. Cela s'observe, d'une part, à la suite de pression violente de la tête de l'enfant et par gangrène consécutive d'autre part, à la suite d'une élytrite puerpérale intense.

Pour en finir avec les complications vaginales, je dois parler des fistules. Les pertes de substance très-étendue ne sont pas toutes impossibles à combler directement. Grâce aux progrès de la chirurgie moderne *la largeur de la fistule*, qui était autrefois une indication capitale de la méthode indirecte, n'en est plus une aujourd'hui. La considération de l'étendue de la fistule a pourtant quelque importance : le plus grand inconvénient des larges pertes de la substance étant de diminuer la capacité de la vessie si on rapproche les bords de la fistule. On a dit aussi, pendant très-longtemps, qu'il était impossible d'obtenir la guérison des fistules occupant le bas-fond de la vessie. Si bien qu'en 1846, Vidal pouvait écrire : « qu'il n'existait pas dans la science une seule observation bien faite, bien authentique de guérison complète de fistule vésico-vaginale due à une perte de substance du bas-fond de la vessie. » Ces fistules sont plus difficiles à traiter, récidivent plus aisément, mais on n'en est plus à compter les exemples de guérison. Les fistules situées plus haut, celles au voisinage desquelles passent ou viennent s'aboucher, les uretères ne sont pas non plus toujours irréparables par la méthode directe. L'inaccessibilité de la fistule est une rareté avec les

(1) Courty, *loc. cit.*

instruments que nous avons aujourd'hui à notre disposition. Quant au danger de blesser le péritoine dans les fistules très-élevées, il faut tenir compte de cette considération, tout en se rappelant que Jobert à porté souvent le bistouri dans les culs-de-sac, sur les commissures et sur les lèvres du col utérin sans déterminer de péritonite. Le voisinage des uretères a été considéré comme tellement fâcheux, qu'il devait rendre toute opération inutile et nécessairement infructueuse ; avec un peu d'attention il sera possible de ne pas comprendre dans la suture les orifices uréthraux placés sur les bords de l'ouverture pathologique. Toutefois il peut se faire que le succès de l'opération soit compromis par suite des adhérences, des rétrécissements, des déplacements de ces conduits.

Les fistules peuvent être *irrégulières, des végétations, des nodosités* entourer leur pourtour ou encore c'est une masse inodulaire disposée en entonnoir au fond duquel la fistule dissimulée est des plus difficiles à atteindre par la vue ou les instruments. Les bords de la fistule *peuvent être rigides, immobiles, fibreux.* Des brides cicatricielles les tiraillent dans un sens ou dans un autre, les attachent au col utérin plus ou moins dévié, à l'arcade pubienne, à la branche ischio-pubienne, aux parties latérales de l'excavation sacrée. Ces brides sont quelquefois la conséquence de tentatives opératoires antérieures mal exécutées, et il est difficile d'obtenir de bons résultats lorsqu'on entreprend le traitement de fistules aussi compliquées.

Rétrécissement vulvaire.

La sténose vulvaire a été quelquefois suffisante pour empêcher l'introduction du spéculum. C'est une disposition à laquelle il est facile de remédier. Baker-Brown et Maisonneuve ont préconisé dans ces circonstances la périnéotomie et de larges débridements. Jobert et M. Verneuil rejettent

cette opération, et proposent comme dans la résistance du
périnée et de la vulve, pendant l'accouchement, des incisions multiples transversales des grandes lèvres.

Utérus. — Col. — On a signalé des oblitérations du col.
D'après Jobert il y en aurait deux espèces : 1° Une oblitération directe. A la suite des pressions violentes de l'inflammation dont il a été le siége, dans les accouchements pénibles
le col a pu s'oblitérer.

2° Une indirécte. Le col est bouché par le vagin ayant
contracté des adhérences avec le museau de tanche.

Si la fistule siége au-dessous du col oblitéré, faut-il
avant d'opérer refaire le canal utérin ?

MM. Marion Sims, Verneuil, commencent toujours par
le rétablir. John Coghill (de Glascow) et Baker Brown,
opèrent sans prendre souci de cette complication. Ces auteurs n'ont pas mentionné d'accidents de rétention.

Dans le tome XIX des *Archives de médecine* (1) M. le professeur Verneuil a publié un mémoire très-important sur ce
sujet, ilconclut en disant : « Les renseignements que l'on
peut recueillir sur l'oblitération utérine comme complication de la fistule vaginale sont contradictoires et insuffisants
pour établir nettement les indications. A la vérité, il semble logique de rétablir d'abord la voie utérine avant de
songer à réunir la fistule, et cependant dans les deux observations de Bozeman, on a suivi une marche inverse
sans avoir à s'en repentir. » Il est déplorable que dans ce
cas particulier de médecine opératoire, il y ait une telle
pénurie de documents, et une telle concision des auteurs.
Quant à moi tout en trouvant très-sage le jugement de
M. Verneuil, je suis forcé de reconnaître qu'on a singuliè-
rement exagéré les dangers de la rétention menstruelle.

Pour terminer, notons en passant l'engorgement chro-

---

(1) Verneuil, *Archives de médecine*, 1862

nique, le prolapsus, les déviations du col utérin. L'amincissement ou la destruction d'une de ses lèvres ou de ses deux lèvres par la fistule.

C'est dans ces cas de destruction des deux lèvres du col que l'occlusion a été pratiquée, au fond même du vagin, qui, conservant sa longueur, est resté un organe de copulation stérile, il est vrai.

Cette proposition ne semblera pas étrange, si on veut réfléchir que, tout en pouvant faire la suture si haut, on ne peut la disposer de façon à rejeter l'orifice utérin dans le vagin plutôt que dans la vessie.

On doit toujours, dit M. Herrgott (1), rechercher ce but, cela est vrai, mais il ne peut pas toujours être atteint; la lèvre antérieure du col qui forme la paroi de la perte de substance, peut avoir été altérée si profondément qu'elle ne peut servir de point d'appui pour la suture, le col peut aussi être si complètement altéré par le travail de la cicatrisation qui à suivi l'élimination de la partie mortifiée, qu'il n'est plus possible de l'emprunter pour y faire une suture, et que pour obtenir une adhésion solide on est obligé de prendre une portion de la paroi vaginale postérieure, ce qui rejette alors le col dans le vessie.

C'est ce qu'ont fait plusieurs chirurgiens, et parmi eux M. le professeur Richet qui opéra de cette manière une malade dont j'ai pris l'observation dans son service.

Corps. — Le corps de l'utérus a été souvent maintenu fixe par des brides péritonéales anciennes, par une pelvipéritonite chronique. Malgré toutes les tractions, il reste absolument immobile et ne peut être abaissé.

Rectum. — La cloison recto-vaginale a pu être perforée en même temps que la cloison vésico-vaginale, mais rien n'est

(1) Hergott, *loc. cit.*

plus rare. M. De Roubaix, dans son étude, signale à peine la complication possible d'une perforation de la paroi rectale, et l'embarras de l'opérateur dans ce cas. Il dit du reste ne l'avoir jamais rencontrée. M. Serre, de son côté, dans la thèse qu'il a soutenue en 1867 sur les fistules recto-vaginales, se contente de dire qu'elles peuvent exister en même temps que la perforation de la paroi antérieure du vagin, et cite incidemment une observation de Baker Brown. Le Dr Michon ayant à traiter, dans sa thèse de concours 1841, des fistules vaginales, d'une manière générale, ne s'occupe nullement des cas où les deux parois antérieure et postérieure seraient ouvertes, M. Plauchud dans sa thèse (1) est le premier, je crois, qui conseille l'occlusion de la vulve, si les deux cloisons sont détruites presque en totalité.

Les lésions des organes génitaux étant connues, voyons maintenant quelles sont les classifications proposées.

Vidal avait limité les indications de sa méthode aux communications de la vessie avec la cavité de la matrice, et aux grandes pertes de substance du vagin. La méthode indirecte était encore rigoureusement indiquée pour lui dans les fistules vésico-vaginales occupant le bas-fond de la vessie et s'accompagnant d'une rétraction de cette cavité.

D'après Simon, les indications de la méthode indirecte seraient les suivantes :

1° Les très-grandes fistules.

2° L'inaccessibilité de la fistule.

3° Le danger de blesser le péritoine.

4° Les hémorrhagies consécutives et rebelles dans la vessie.

5° L'arrachement de la partie supérieure du vagin avec rétrécissement consécutif du canal sous la fistule.

6° L'atrésie et un haut degré de sténose du vagin, au-dessus, au niveau ou en dessous de la fistule.

(1) Thèse. Paris 1875.

7° Les atrésies de l'urèthre avec existence concomitante de plusieurs fistules.

8° Les fistules uretéro-vésicales et uréthro-utérines.

Pour guérir les fistules utéro-utérines, M. Simon établit d'abord une nouvelle fistule au-dessous du museau de tanche et ferme ensuite le vagin au niveau de la lèvre antérieure de cette ouverture artificielle.

M. Péan fait l'occlusion vaginale spécialement dans les cas de fistules vésico-utérines (1).

M. Montigny a consacré un chapitre de sa thèse aux indications de Kleisis. C'est une analyse de la classification de M. Simon, à laquelle il donne une pleine et entière adhésion. Mais tous les chirurgiens ne sont pas de l'avis de M. de Montigny, et beaucoup d'entre eux rejettent une classification dont les difficultés journalières de la pratique leur a prouvé l'inexactitude et l'impossibilité.

En Allemagne, M. Edmond-Rose a publié, dans un journal de Berlin, un procédé particulier de M. Wilms, avec lequel en ne tenant pas compte des indications de Simon, on a pu réussir à obturer des fistules pour lesquelles le chirurgien de Rostock avait jugé l'occlusion vaginale nécessaire (2).

Des huit indications de kolpokleisis de Simon, M. Bozeman (3) ne reconnaît comme valable que la première, à savoir une large perte de substance capable d'empêcher la coaptation et la réunion convenable des bords de la fistule :

« Nous avons rencontré dans notre pratique, dit-il, beaucoup de femmes atteintes de fistules vésico-vaginales compliquées, auxquelles il eût été urgent, en se conformant aux préceptes de M. Simon, de clore le vagin. A l'excep-

(1) Clinique inédite de l'hôpital Saint-Louis.
(2) Annale des Charite Krankenhauses. Zie. Berlin, t. XI.
(3) American Journal. July, 1870.

tion de celles qui avaient des pertes de substance très-
grandes, toutes ont été guéries sans que nous ayons eu
recours au kolpokleisis. »

M. Deroubaix enfin n'est pas moins explicite : « Trop
souvent, écrit-il, la méthode indirecte a été recommandée
dans des cas où les moyens ordinaires pouvaient fort bien
surmonter les difficultés, et après l'avoir abandonnée d'une
manière trop absolue, on a fini à la suite de succès ultérieurs par lui donner une nouvelle extension beaucoup trop
grande (1).

M. Simon a résumé sa classification dans la phrase suivante : « *On doit admettre la nécessité de la méthode indirecte quand la réunion des bords mêmes de la fistule est
impossible ou trop dangereuse.* »

Si nous ajoutons qu'avant d'entreprendre une occlusion
vulvo-vaginale, il faut qu'il soit bien évident que la méthode
directe est inapplicable à nouveau, ou pour la première, le
principe général de Simon se rapprochera plus de la vérité
que toute indication particulière. En réalité tout ce qu'on
peut dire c'est que la méthode indirecte doit être employée.

1° *Soit par suite de lésions considérables du vagin, de
l'urèthre, de l'utérus, et même du rectum, lésions isolées ou
combinées coïncidant avec une vaste fistule génitale, dont
les bords rigides, calleux ou adhérents ne peuvent être appro-
chés et affrontés.*

2° *Soit par suite des dangers de mort que courrait la
malade si on usait d'un tout autre procédé chirurgical : dangers de mort révélés par des hémorrhagies répétées et abondantes, ou des symptômes péritonéaux ou rénaux alarmants,
indices d'une inflammation du péritoine ou de l'uretère
s'étant propagée au rein.*

____

(1) De Roubaise, *loc. cit.*

Dans ces deux phrases sont compris presque tous les cas auxquels est applicable la méthode indirecte ; mais je me garderai bien de les proposer comme lois. Une fistule qui semblera impossible à combler directement à un chirurgien ne le paraîtra pas à un autre. Dans une opération de cette nature doivent entrer en ligne de compte une foule de facteurs, entre autres l'habileté et l'expérience de l'opérateur, les complications de la fistule. M. Simon, après avoir examiné une femme atteinte de fistule vésico-vaginale, dit à ses élèves qu'il avait vu un cas semblable à Rostock et qu'il avait oblitéré le vagin. Il ajouta qu'il en agirait encore ainsi, en élevant la portion vaginale du col, et mettant celle-ci en communication avec l'intérieur de la vessie. Quand le professeur Simon eut fini sa leçon il pria M. Bozeman, alors de passage à Heidelberg, d'examiner la malade et de lui dire ce qu'il ferait dans ces circonstances. Ce chirurgien, quoique la fistule fût compliquée, assura promptement qu'il en réunirait les bords. L'opération fut longue, ennuyeuse, mais s'accomplit à son entière satisfaction. L'enlèvement des fils de suture confirma de point en point les prévisions de guérison par la méthode directe. Au milieu de la ligne de cicatrisaion, il resta une petite fistule que M. Bozeman compte obturer sans aucune difficulté par une opération complémentaire dans son prochain voyage en Allemagne.

Une autre fois, M. Bozeman détruisit une occlusion vaginale et y substitua une oblitération directe de la fistule (1).

Autre exemple : M. Bozeman me raconta qu'à Vienne, dans le service du professeur Billroth, il avait réussi à combler directement plusieurs fistules pour lesquelles le savant chirurgien de Vienne avait pratiqué l'occlusion.

(1) Annales de gynécologie, septembre 1875.

C'est là un contingent de preuves indiscutables. Elles viennent à l'appui de ma manière de voir. Je le répète, la multiplicité des lésions, leur isolement ou leur combinaison dans certaines fistules rendent toute classification complète impossible. Vouloir poser des indications pour une semblable opération serait s'exposer à laisser de côté un grand nombre de cas relevables de la méthode indirecte, avancer des propositions démenties à chaque instant. Il est donc plus sage de s'abstenir et c'est ce que nous faisons.

CHAPITRE III.

HISTORIQUE.

Le grand mouvement de progression que subit, vers le premier tiers de ce siècle, la chirurgie retentit aussi sur le traitement des fistules vésico-vaginales.

Vidal (de Cassis) tenta le premier dès 1832, l'occlusion vulvo-vaginale. Le hasard lui fit découvrir son procédé, l'analyse des conséquences de la méthode directe le lui fit défendre alors qu'on voulut la substituer à ce qu'il avait découvert.

Nous ne saurions admettre qu'à la suite de l'insuccès constaté en France, Vidal ait douté, d'après le dire de Malgaigne, d'un résultat possible à l'aide d'une pareille opération.

Si dans un entretien avec Malgaigne (1), entretien auquel on croit difficilement, connaissant la profonde inimitié qui

____

(1) Malgaigne. Manuel de médecine pratique.

séparait ces deux hommes, il a manifesté cette appréhension, dans chacune des éditions de son traité de pathologie externe, dans le journal dont il était un des principaux rédacteurs, dans une thèse inspirée par lui, il a toujours soutenu la même opinion avec acharnement.

Il fut non-seulement le créateur de la méthode indirecte, mais encore, pendant toute sa vie, le défenseur de ce qu'il avait avancé.

Je rappellerai que déjà avant Vidal, on avait signalé ces occlusions spontanées, partielles du vagin au--dessous d'une fistule. J.-Louis Petit (1) avait publié une observation faisant pressentir la possibilité de pallier aux vastes pertes de substance de la vessie.

Dans cette observation il est question d'une dame chez laquelle presque toute la cloison vésico-vaginale était détruite, et l'urèthre oblitéré en même temps, le vagin s'était rétréci au-dessous de la fistule, l'orifice de communication entre la partie supérieure et inférieure du vagin était si étroite que les menstrues pouvaient à peine couler par l'ouverture, ce qui donnait lieu à de graves accidents. Dans la méthode indirecte, l'art n'a donc été qu'un plagiat de la nature.

Un accident heureux arrivé à Vidal, fut le trait de lumière qui lui montra la marche à suivre. Une femme jeune encore avait une fistule vésico-vaginale qui avait déjà été opérée sans succès par plusieurs méthodes et dans divers hôpitaux. Voulant ne pas laisser la malade sans tenter quelque chose, « Je plaçai, dit-il, au bout d'une pince à pansement un crayon de nitrate d'argent qui avec la pince formait une croix.

J'introduisis cet instrument dans le vagin, pour cau-

____

(1) Traité des maladies chirurgicales. Paris, 1790.

tériser les lèvres de la solution de continuité, mais en même temps que la paroi antérieure était en rapport avec un bout du crayon, la paroi opposée était cautérisée par l'autre bout. Une grande partie de ce crayon se fondit, la paroi postérieure fut fortement appliquée contre l'antérieure, et l'ouverture que celle-ci présentait fut aussi oblitérée.

A mon grand étonnement l'urine coula par l'urèthre, mais les envies d'uriner étaient très-fréquentes. Ceci dura près de quinze jours. Je voulus alors savoir ce qui c'était passé du côté du vagin.

Je plaçai donc la femme comme si j'allais l'opérer, et fis pénétrer un peu l'index dans le vagin; à l'instant je vis sortir une petite quantité de sang puis de l'urine, il était certain que j'avais détruit les adhérences qui existaient entre la paroi postérieure et la paroi antérieure du vagin, adhérences qui empêchaient l'urine de couler. »

Cette opération eut lieu en 1832, à l'hôpital du Midi; pendant que Vidal dirigeait le service des femmes vénériennes, qui a été transféré depuis à Saint-Lazare, et en dernier lieu à Lourcine.

Etaient présents plusieurs confrères, parmi lesquels se trouvait Cullerier, l'interne du service, M. Pillore, depuis chirurgien à l'Hôtel-Dieu de Rouen.

Vidal communiqua le résultat qu'il avait obtenu à la Société médicale d'émulation dont il était alors un des membres assidu. Le petit journal hebdomadaire rédigé par MM. Bouillaud, Andral, Boyer, Collard, et par les internes Littré et Reynaud reproduit une partie de sa communication. Vidal fit aussi part de ses réflexions à plusieurs chirurgiens.

Ce qui le frappa le plus dans ce fait, ce fut la circonstance de l'évacuation fréquente des urines, et l'impossibilité dans laquelle la vessie était de retenir cette humeur. Pensant que la capacité de ce réservoir n'était pas assez considérable, il résolut de l'agrandir aux dépens du vagin.

Ce fut la même année qu'il fit l'occlusion vaginale chez une femme atteinte de fistule vésico-vaginale avec grande perte de substance.

Après avoir avivé l'orifice du vagin, il plaça trois points de suture simple. Le lendemain la malade put uriner par l'urèthre et pendant près d'un mois, il ne s'écoula pas une goutte d'urine par le vagin. Les règles survinrent et furent toujours chassées du dehors par l'urèthre, mais un jour que les urines avaient eu de la peine à sortir, un élève voulant introduire une algalie dans l'urèthre la porta sur la cicatrice encore jeune qui fut ainsi déchirée ; aussitôt du sang apparut, et les urines s'échappèrent par le vagin, la cicatrice n'avait pas été assez forte pour soutenir l'action mal dirigée de la sonde, mais elle l'était déjà assez pour contenir les lèvres de la plaie.

Cette seconde opération avait été publique; Bérard ainsi que beaucoup d'élèves y assistaient; Guerbois, dans sa thèse de concours sur les fistules vésico-vaginales, dit avoir pu constater quelques jours après l'opération l'état de la malade. L'observation avait été prise et rédigée par l'interne du service.

Ce demi-succès servit à prouver à Vidal :

1° Que les règles peuvent passer par l'urèthre ;

2° Que l'urine peut être chassée de la vessie suplémentaire ;

3° Que ces urines n'entrent pas dans la matrice pour passer par les trompes et aller inonder le péritoine ;

4° Que la cicatrice s'était assez maintenue pour faire penser que les dépôts calcaires ne se faisaient pas facilement dans cette nouvelle vessie.

En 1834, Vidal dans la séance du 5 février (1) de la Société médicale d'émulation fit part à ses collègues, qu'il allait de nouveau employer l'oblitération de l'orifice externe du vagin pour une fistule vésico-vaginale d'une étendue considérable. Dans la séance du 19 février prenant une seconde fois la parole, il dit qu'il est amené à proposer l'occlusion vaginale par les succès précédemment obtenus, bien que peu durables.

Velpeau dans sa réponse indiqua un procédé opératoire : « il voudrait qu'on rafraîchît les bords de la fistule et qu'on tentât de les faire adhérer à la paroi postérieure du vagin. »

La règle d'utiliser les bords de la fistule que l'on s'accorde à regarder en Allemagne comme ayant été établie par G. Simon, avait donc été posée en France trente-quatre ans auparavant, comme on peut le vérifier en consultant les textes.

Maingault et Vassal firent de graves reproches à la méthode indirecte, ils objectèrent qu'elle est impossible, qu'elle prive la femme de son sexe, que la rétention des règles peut donner lieu à des accidents terribles. Après une réplique de Vidal, Dubois (d'Amiens) résumant la discussion, lui accorda d'avoir répondu victorieusement à ses adversaires et admit comme évident qu'on devait débarrasser les femmes d'une dégoûtante infirmité, même aux prix de quelques privations.

Encouragé par cette adhésion, Vidal, alors chirurgien de l'hôpital Necker, recommença un second essai d'occlusion vaginale par épisiorrhaphie (2).

Encore une fois la nature refusa de combler les vœux du chirurgien.

____

(1) Journal hebdomadaire des progrès des sciences et institutions médicales, pp. 230 et 304.

(2) Velpeau, Méd. op., t. IV.

Pour faire accepter sa méthode, Vidal, même après les découvertes de Jobert, s'appuya sur deux faits :

1° Sur ce que la vessie rétractée sur elle-même, se dilatant très-difficilement, [le réservoir devenait une simple surface, sur laquelle l'urine passait sans s'arrêter ;

2° Sur ce que si, par hasard, la vessie se dilatait, l'urine exerçant une pression égale sur les parois de ce viscère, trouvait une résistance moindre au niveau de la cicatrice et reproduisait la fistule.

De là ce dilemme : dans les cas les plus heureux, incontinence d'urine par l'urèthre substituée à l'incontinence d'urine par le vagin : dans les cas les plus malheureux, reproduction de la fistule comme conclusion générale ; jamais de guérison absolue de fistules vésico-vaginales par la méthode directe.

Ce sont les opérations de Vidal qui, diversement interprétées, ont été l'origine de tous les modes du traitement de ces fistules.

Si on veut juger des résultats *obtenus par la méthode indirecte, en s'appuyant non sur des tentatives mais sur des succès, on doit admettre quatre grandes périodes dans l'histoire de l'occlusion génitale.*

La première s'étend de Vidal (de Cassis) à Jobert ;

La deuxième de Jobert à G. Simon ;

La troisième de G. Simon à Schuppert ;

La quatrième de Schuppert jusqu'à nos jours.

Jobert a, le premier, fermé le col utérin, il l'a encastré dans la vessie ; son traité des fistules vésico-vaginales de 1846 en fait foi.

G. Simon, en 1856, a publié dans la *Deustche Klinik* (1), ses trois premières observations d'occlusions vaginales pour remédier à des fistules uro-génitales. La première obser-

(1) N° 35, p. 357.

vation est celle de la nommée Margaretha Zoé, l'opération fut faite à la fin d'avril ; il resta un pertuis que toutes les tentatives furent infructueuses à combler. La seconde observation est celle de la nommée Margaretha Hubert (1) ; la troisième celle de la nommée Margenthaler, que M. G. Simon opéra le 2 juin 1856. Dans ces deux derniers cas, la réunion n'eut pas lieu sur toute l'étendue de la ligne d'avivement mais les fistulettes disparurent peu après sous l'influence des cautérisations.

La première opération pratiquée en 1855, ne saurait être regardée comme un succès puisqu'il restait un pertuis, et que ce pertuis, si minime fût-il, rendait, comme le remarque M. Schuppert (2), l'opération négative.

C'est donc en 1856 que le premier kolpokleisis fut réussi par le professeur de Heidelberg.

En 1867 et 1868, une discussion sur la priorité de l'oblitération vaginale s'établit entre MM. G. Simon et Bozeman. A propos de la monographie de M. Simon : *Ueber die Operation der Blasen Scheiden Fisleln*, Rostock, 1862, où se trouvent des cas d'oblitération ; M. Bozeman rapporta dans le *New-York medical Record* de 1867, un cas où il avait fait l'oblitération transversale du vagin avec des fils métalliques passés à travers une plaque trouée, et il rappela qu'ayant publié ses idées à ce sujet dans le *New-Orleans medical and surgical journal* (nº janvier 1860), il avait ainsi devancé M. Simon de deux ans.

M. Simon a aisément refuté cette prétention dans la *Deutsche Klinik* de 1868, en rappelant le travail publié par lui en 1856, dans le nº 35 de la *Deutsch Klinik* et dans la *Gazette mensuelle* : Monatsschrift für Geburtskund, und Frauenkrankheiten, 1858, vol. XII, p. 42, pl. 2.

(1) M. Simon ne donne pas la date précise de cette seconde opération.
(2) Schuppert. A treatise on vesico-vaginal fistula, New-Orleans, 1866, page 31.
(3) Nᵒˢ 45 et 46.

Dans ce dernier article, il exposait qu'il avait fait l'opération cinq fois ; que, de plus, la même opération avait été exécutée avec un plein succès par Wernher, avec un succès presque complet par Roser.

M. Simon terminait sa réclamation par une énumération d'autres articles parus dans :

Scanzoni's Beiträge, Würzburg, 1860, Bd. IV,
Et dans deux brochures :
Ueber die Operation der Blasen scheidenfisteln, etc., etc. (1),
et *Beiträge zur plastichen chirurgie*, etc., etc. Prag., 1868.

Comme réponse, M. Bozemann fit insérer, longtemps après, dans le numéro de juillet 1870 de l'*American Journal*, un article dans lequel, après avoir donné *in extenso* son observation d'occlusion, ne s'occupant plus du point en litige, il critique très-vivement les opérations et les idées du professeur allemand, et accorde tout avantage aux procédés directs et surtout à la méthode américaine. La question est donc définitivement jugée.

M. Schuppert, dans un travail intitulé : *A treatise on vesico-vaginale fistula*, imprimé à la Nouvelle-Orléans, en 1866, note le premier cas de guérison d'occlusion vulvaire par élytro-épisiorrhaphie, sans accidents ultérieurs. C'est le 14 août 1858 qu'il fit cette opération. L'ouvrage de M. Schuppert contient encore la relation d'une occlusion vaginale faite par lui un peu plus tard.

Quelque arbitraires que puissent paraître ces subdivisions historiques, on voit cependant qu'elles correspondent bien exactement à des périodes distinctes, marquées chacune par un progrès de la chirurgie appliquée à l'oblitération génitale ; nous croyons donc qu'il est logique de les admettre. Dans l'intervalle de chacune de ces périodes, ont paru des ouvrages et des travaux importants, que nous allons énumérer.

(1) Déjà cité

1ʳᵉ Pᴇ́ʀɪᴏᴅᴇ. — **De Vidal à Jobert** (1832-1840).

En 1837, Bouisson soutint devant la Faculté une thèse inspirée par Vidal. C'est un exposé fidèle des doctrines du maître, avec quelques aperçus nouveaux. On y trouve aussi deux observations d'occlusions vaginales tentées par Velpeau : l'une, par la suture de la lèvre antérieure de la fistule à la paroi vaginale postérieure ; l'autre, par la cautérisation du vagin. L'auteur cite encore une observation d'atrésie vaginale au-dessous d'une fistule, qui lui a été communiquée par Monod, chirurgien de l'hôpital Cochin. M. Monod essaya infructueusement de combler, à l'aide des caustiques, l'orifice de communication entre la partie supérieure et la partie inférieure du vagin.

En 1838, Jeanselme, après avoir comparé, dans son journal (1), les résultats fournis par les deux méthodes de traitement des fistules vésico-vaginales, préfère l'opération de Vidal.

Dans son *Traité de médecine opératoire,* Velpeau (2) relate l'opération de Vidal, les opérations que lui-même a faites, et indique un nouveau procédé d'oblitération du vagin : l'occlusion vaginale par cytoplastie, qu'il a imaginé et mis déjà une fois en pratique.

En 1840, Lenoir (3) échoua, alors qu'il voulut compléter par la cautérisation une occlusion vaginale en voie de formation au-dessous d'une fistule.

(1) Journal *l'Expérience.*
(2) Velpeau. Médecine opératoire, t. I et IV.
(3) Michon. Thèse de concours, Paris, 1841.

2ᵉ Période. — **De Jobert à Simon** (1840-1856).

C'est cette année que Jobert pratiqua ses occlusions utérines, sur lesquelles je n'ai pas à m'appesantir.

Michon, dans sa thèse de concours (1), jugea l'opération
de Vidal très-sévèrement et réédita contre elle les objections
qui lui avaient déjà été opposées.

Cette même année, dans le tome V de la première édition
de sa *Pathologie externe*, Vidal consacra un chapitre spécial
à son procédé opératoire, auquel il donna le nom de méthode indirecte de traitement des fistules vésico-vaginales.

En 1844, Dieffenbach essaya de compléter une oblitération vaginale par la cautérisation (2) ; celle-ci ayant échoué,
plusieurs années après, il appliqua des points de suture et
parvint ainsi à oblitérer le vagin. Cette observation est
très-curieuse : c'est la seule observation d'oblitération incomplète volontaire du vagin que nous ayons lue. Dieffenbach
eut la précaution de laisser une petite ouverture pour le
passage d'une sonde d'homme.

Bérard, qui avait exécuté la méthode de Vidal (de Cassis)
avec certaines modifications qui lui appartenaient, l'infibulation, saisit, en 1845, l'Académie de cette question ; elle y
fut très-malmenée. Son observation amena une discussion
passionnée, qui occupa plusieurs séances et détermina de
la part de P. Dubois, Blandin et Roux, de véhémentes paroles de blâme (3). Seul, Velpeau, sans être partisan de l'o-
pération, ne crut pas qu'elle méritait tous les reproches
dont on l'accablait.

(1) Des opérations que nécessitent les fistules vésico-vaginales, 1841.
(2) Dieffenbach. Opérative chirurgie.
(3) Bulletin de l'Académie de médecine, 1845, t. X.

Les principales objections opposées à Bérard furent que l'opération était impossible, peu convenable, irrationnelle et dangereuse. Bérard les discuta tour à tour et répondit victorieusement à ses adversaires.

Ce débat académique n'a pas été stérile; du plaidoyer chaleureux de Bérard datent les réels progrès accomplis par la méthode indirecte.

A la suite de ce débat académique, l'occlusion génitale trouva, dans la *Gazette médicale*, un puissant antagoniste. Vidal (de Cassis) profita de cette circonstance pour défendre encore son opération.

Dans les *Archives de chirurgie française et étrangère* (1), dont il était un des principaux collaborateurs, il écrivit : « En présence d'une fistule vésico-vaginale et des arguments qu'on a dirigés contre ma méthode, je laisserai agir les autres méthodes, et je n'appliquerai la mienne qu'après leurs insuccès. Comme les faits prouvent que les insuccès sont constants, on voit que cette méthode exceptionnelle devra être souvent employée. »

Combien cette exagération de Vidal, même treize ans après sa première opération, répond péremptoirement aux insinuations de Malgaigne !

En 1846, Bérard, dans son article *Fistules du vagin*, du *Dictionnaire en 30 volumes*, conseille l'occlusion du vagin, malgré le blâme de l'Académie.

Dans son *Encyclographie des sciences médicales*, Fabre (2) consacre un chapitre à ce même sujet, et approuve Bérard et Vidal.

En octobre 1851, à l'hôpital Cochin, Maisonneuve fit l'occlusion de la vulve par un procédé mixte; tenant à la fois de l'infibulation et de l'épisiorrhaphie. Il disséqua la muqueuse vaginale de bas en haut, la refoula en haut, rap-

(1) 1845.
(2) 1846.

procha les parties avivées et les maintint réunies, au moyen d'une suture enchevillée. Comme il n'y avait pas d'urèthre, il laissa une sonde à la partie supérieure de la vulve, et dans cet orifice il plaça, après cicatrisation, un obturateur à robinet : la malade ne put le supporter. Au mois de février 1852, il compléta l'oblitération vulvaire et établit une fistule recto-vaginale, pour l'écoulement des urines, puis une fistule périnéale. L'opérée succomba à une phlébite.

M. Maisonneuve ne saurait être regardé comme ayant obtenu le premier succès d'occlusion vulvaire. En effet, sa malade a gardé une occlusion incomplète pendant quatre mois, et elle a succombé aussitôt que le chirurgien a voulu compléter son opération (1).

3e Période. — **De Simon à Schuppert** (1856-1858).

En même temps que M. Simon obtenait son premier succès d'occlusion vaginale, en 1856, Kilian, l'auteur allemand, le mieux en situation de traiter la question d'historique dans son pays, écrivait dans *Operationslehre für Geburtshülfe* t. III, (*Rein chirurgische Operationen des Geburtshelfers*, p. 332, Bonn, 1856, in-8) : « C'est à Vidal qu'appartient la priorité d'avoir proposé cette opération, par la voie de la presse, mais à Wurtzer de l'avoir pratiquée le premier, à Bonn (en juin 1832), en public, sur la nommée Marie Vincent, sans succès. »

Ainsi donc, d'après Kilian, la première occlusion vaginale à l'aide du bistouri et de la suture aurait été faite, non par Vidal, mais par Wurtzer. Nous faisons dès à présent nos réserves sur cette assertion, que nous discuterons longuement, quelques pages plus loin.

Roser, dans les *Archives für physiologische Heilkunde*,

—————

(1) Maisonneuve. Clinique chirurgicale, t. II ; Paris, 1865.

de 1858, propose l'agglutination des parois vaginales par le simple enlèvement d'un anneau circulaire de la muqueuse du vagin.

Appelé, en 1858, auprès de deux femmes atteintes de fistules vésico-vaginales, M. Sims, après avoir examiné attentivement l'état des voies génitales, conclut que la méthode directe était inapplicable.

Chez la première, une partie du bas-fond de la vessie avait été détruite avec la portion intra-vaginale du col utérin. M. le Dr Sims unit les parois vaginales à environ un pouce au-dessus du col de la vessie ; l'urèthre était normal.

Chez la seconde, une petite portion du col de la vessie restait seule attachée à l'urèthre ; le trigone vésical était détruit en totalité. L'entrée du vagin fut fermée en unissant, d'après son procédé, les parois opposées. M. Sims laissait ainsi une poche de trois quarts de pouce au-dessous du bord antérieur de la fistule, dans laquelle, suivant la juste remarque de M. Bozeman (1), l'urine pouvait séjourner et se décomposer.

4e Période. — **Depuis Schuppert** (1856-1876).

En 1858, Schuppert, le premier, réussit à clore entièrement la vulve au moyen de l'élytro-épisiorrhaphie, pour remédier à une fistule vésico-vaginale.

En 1860, Baker Brown fait une occlusion vulvaire pour un cloaque vésico-recto-vaginal (2).

Un peu avant, au mois de janvier de la même année, M. le Dr Bozeman avait publié, dans le *New-Orleans medical Journal*, une observation d'occlusion vaginale.

(1) Sims. Silver sutures on surgery, p. 16, et American Journal, July, 1870, p. 103.
(2) The Lancet, 1862.

L'oblitération fut obtenue par l'union de la paroi antérieure du vagin avec la postérieure, juste au-dessous de
l'extrémité vésicale de l'urèthre.

Le Dr Bozeman, ne connaissant pas les observations de
Vidal et de Simon, dit, à propos de son opération : « *Il s'agit
d'un nouveau mode opératoire qui n'a jamais été mis en
pratique jusqu'ici, du moins à ma connaissance. Cette opération est un grand triomphe pour la chirurgie. Elle nous
permet d'agir dans certains cas, sinon avec tout le succès
désirable, du moins en nous basant sur des principes scienti-
fiques positifs, et avec des résultats qui n'ont pas encore été
atteints jusqu'à ce jour.* »

A partir de ce moment, les publications se succèdent
rapidement. M. Jouon nous fait connaître, dans sa thèse,
les progrès accomplis en Allemagne dans le traitement des
fistules vésico-vaginales et, le premier en France, attire
l'attention sur les procédés de M. Simon (1). Peu après, le
professeur de Rostock réunissait dans une monographie ses
observations d'oblitérations transversales du vagin, éparses
dans différents journaux (2).

En 1863, M. Sims venu à Paris, où il resta pendant
toute la guerre de sécession, opéra deux femmes par l'occlusion : l'une, dans le service de Nélaton, à l'hôpital des
Cliniques ; l'autre, dans le service de Richard, à l'hôpital
Cochin (3).

Da Costa Duarte, en 1865, proposa une opération analogue à celle de M. Maisonneuve (4).

Otto Spiegelberg, depuis professeur à l'université de
Strasbourg, publia dans le *Berliner Klinik Wochenschrift*
les observations de trois fistules vésico-vaginales traitées
par l'occlusion.

(1) Thèse Paris, 1861.
(2) Simon. Ueber die Operationen, etc., déjà cité.
(3) Thèse Monteros. Paris, 1864.
(4) Da Costa Duarte, thèse 1865, université Coïmbre.

Chez les deux premières malades opérées, l'une à Kœnigsberg, l'autre à Fribourg, l'occlusion vaginale réussit; mais, tandis qu'une urinait à volonté, comme une femme en bonne santé, l'autre, chez laquelle il ne restait qu'une faible portion de l'urèthre, eut une incontinence d'urine.

Pour la troisième, qu'il opéra aussi à Fribourg, l'occlusion fut incomplète; il subsista un petit pertuis donnant passage à l'urine, et qui résista à toutes les manœuvres opératoires.

Dans la thèse de M. Forichon (1), sont traduites quatre observations de Simon. M. Forichon reproduit les observations de Vidal, de Bérard, de Dieffénbach, de Maisonneuve, et rend compte de trois autres opérations de Wherner, de Roser et de Breslau.

Il essaie de réfuter les principaux arguments opposés à la méthode indirecte, et indique quelques points importants du manuel opératoire.

Dans le *Montpellier médical* de 1867, on trouve l'observation d'une femme atteinte d'une vaste déchirure du bas-fond de la vessie, et à laquelle **M.** Courty ferma le vagin, en unissant la lèvre antérieure de la fistule avec la muqueuse du cul-de-sac vaginal postérieur.

En 1868, paraissent deux ouvrages intéressants : celui de Giordiano (2), en Italie; celui de Simon en Allemagne.

Dans son ouvrage, M. Giordiano ne s'occupe de la méthode indirecte que pour se demander avec beaucoup de dédain, si on a pu guérir une seule fistule par l'occlusion.

L'ouvrage de M. Simon (*Mittheilungen der chirurgischen Klinik des Rostoker Krankenhauses* ; Prague, 1868) est bien autrement important. L'opérateur revendique pour lui la priorité du succès ; il crée des mots nouveaux pour sé-

(1) Paris, 1866.

(2) Sapioni Giordiano. Della perdita involontaria d'orina per fistola genito-uronaria. Torino, 1868.

parer nettement chacun des genres d'occlusion génitale,
pose les indications, et parvient, par la multiplicité, la variété et la véracité de ses observations, à faire adopter une
opération jusque-là mise en suspicion.

On ne saurait trop relire les pages qu'il consacre aux
procédés ingénieux découverts par lui, et principalement
à l'occlusion oblique du vagin, sur laquelle Giraldès a in-
sisté, à juste titre, dans son rapport à l'Académie. Le livre
de M. Simon, œuvre d'un homme travailleur et consciencieux, est un véritable traité dogmatique et clinique qui
initie entièrement le chirurgien à tout ce qui concerne cette
nouvelle et intéressante opération.

La vérité nous force cependant à une légère critique,
c'est que cette publication se distingue plus par un caractère très-marqué d'individualité que par une grande érudition.

M. Ferrand, dans sa thèse (1), ajouta aux faits déjà
connus, deux observations d'occlusion complètement inédites, qui lui ont été communiquées par M. le professeur
Verneuil. Il s'agit d'une oblitération de la vulve et d'une
oblitération du vagin. Il parle aussi d'une oblitération spontanée du vagin au-dessous d'une fistule que M. Verneuil
essaya, en vain, de compléter.

M. De Roubaix, dans son traité des fistules uro-génitales (2), synthétisa ce qui avait été fait devant lui. Ce livre,
remarquable à plus d'un titre, se termine par plusieurs
observations dans lesquelles on voit que l'auteur a guéri
plusieurs fistules difficiles, en recourant, dans certains cas,
à l'oblitération du col utérin, et dans d'autres, à l'oblité-
ation vaginale de la voûte du vagin. (Obs. 20, 23, 24.)

Cet ouvrage, si riche cependant en informations, ne
mentionne aucune tentative opératoire française suivie de
succès.

(1) Paris, 1869, Observations X et XI.
(2) Bruxelles, 1870.

En 1870, parut, dans l'*American Journal*, l'article de
M. Bozeman. L'auteur n'accepte la méthode indirecte que
dans un nombre restreint de cas et en la soumettant à
un certain mode opératoire que nous indiquerons.

M. Bloc, dans sa thèse soutenue à Montpellier, en août
1872, sur les fistules vésico-vaginales, réfuta quelques-unes
des objections opposées à l'occlusion.

En 1872, M. Rizzoli rapporta, dans son livre de *Clinique
chirurgicale* (1), une observation d'occlusion vulvaire par
épisio-cheilorraphie. Un an après, à Dublin, Kidd fit une
opération à peu près semblable (2). M. le Dr Achille avait,
de son côté, réussi une occlusion vaginale, qu'il avait relatée
dans le numéro du 18 décembre 1872 du Journal : *The
Medical Press and circular* (3).

M. de Montigny, dans sa thèse (4) (*sur un cas d'oblitération vaginale*), note un cas d'occlusion vaginale, recueilli
dans le service de M. Péan à l'hôpital Saint-Antoine. Dans
le *Canstatt's* de 1873, sont résumées deux observations de
kolpokleisis dus au Dr Studsgaard (5) et au Dr Norström (6).

Dans la thèse de M. Gilbert (Montpellier, 1874) et dans
le numéro de mai 1874, des *Annales de gynécologie*, nous
trouvons deux nouveaux cas de kolpokleisis pratiqués par
MM. Courty et Verneuil.

Le 16 mars 1875, Giraldès, au nom d'une commission
composée de MM. Hirtz, Verneuil, Giraldès, rapporteur,
donnait lecture à l'Académie d'un rapport sur un mémoire
de M. le professeur Herrgott (de Nancy), intitulé : *De l'o-
blitération du vagin comme moyen de guérison de l'inconti-*

(1) Page 502.
(2) Dublin Medic. Journal, 1873.
(3) Revue des sciences médicales en France et à l'étranger.
(4) Paris, 1873.
(5) Salomonsen L. W. Fistula vesico uterina Kolpokleisis Hospitalsta-
tende, 16 Jahrg, p. 16.
(6) Nostrom. Opération fall af vesico vaginal fistel Hygiea, 1873.

nence d'urine, roduite par les vastes pertes de substance de la vessie.

Le mémoire adressé à l'Académie par M. le professeur Herrgott avait pour but d'établir la valeur et l'utilité de l'opération conseillée par Vidal en 1832. Il était appuyé de quatre observations dans lesquelles cette opération avait été pratiquée : la première observation, datant de 1864, se trouvait relatée dans un travail de l'auteur sur les fistules vésico-vaginales, inséré dans le 3e fascicule, t. VII, des *Mémoires de la Société de chirurgie.*

La seconde et la troisième observation avaient été présentées à l'Académie des sciences, le 5 août 1872, et insérées dans la *Gazette médicale de Strasbourg*, au mois d'octobre de la même année; la quatrième, enfin, était inédite. Dans la première et la deuxième observation, la fistule étant compliquée d'un commencement d'oblitération du vagin, produite par un travail cicatriciel, le chirurgien n'eut qu'à continuer ce que la nature avait commencé ; dans la troisième et la quatrième, les fistules étaient très-étendues, la vessie faisant hernie à travers la brèche du bas-fond ; le vagin dans ces deux cas avait toute son ampleur normale. Giraldès terminait ainsi son rapport : « En faisant con-« naître à l'Académie le résultat de ses travaux, en appelant « l'attention des chirurgiens sur une opération d'origine « française, et négligée chez nous, M. Herrgott a rendu à l'art « et à la science de la chirurgie un service qu'il est du de-« voir de cette Académie de reconnaître et d'encourager. »

M. Verneuil, prenant la parole après Giraldès, rappela qu'il avait eu pour sa part quatre fois l'occasion de faire cette opération. Quant au choix entre l'oblitération vulvaire et l'oblitération vaginale, il est porté à opter pour la première. *En somme, l'oblitération vulvo-vaginale*, conclut-il, *donne de bons résultats*, puisqu'elle lui a réussi 3 fois sur 4 et à peu près dans les mêmes proportions entre les mains de M. Herrgott.

Giraldès regretta de ne pas partager entièrement l'opinion de M. Verneuil, sur le choix entre l'oblitération vaginale et l'oblitération vulvaire, il préfère l'occlusion vaginale.

Chacune des opinions de ces deux chirurgiens fut appuyée d'une série de preuves que nous étudierons en leur temps et lieu.

Ainsi, à trente années de distance, une communication analogue à celle de Bérard a pu être écoutée sans récrimination, bien plus, être louée, dans la même enceinte, où celle-ci, malgré une très-habile défense, avait été blâmée et la méthode de Vidal, croyait-on, condamnée sans appel!...

Le revirement en faveur de la méthode de Vidal fut complet : l'Académie autorisa l'insertion en entier de la quatrième observation de M. Herrgott dans le corps du rapport, et vota des remercîments au professeur de Nancy.

Engagé par l'accueil favorable que l'Académie avait fait aux observations de M. Herrgott, M. Benj. Auger présenta, dans la séance du 13 avril suivant, une femme dont il avait oblitéré la vulve six ans auparavant. Cette femme avait été la cause d'une leçon très-intéressante, que l'on peut lire dans le volume de Cliniques que vient de faire paraître ce chirurgien.

En mai 1875, M. le professeur Herrgott publia le mémoire qu'il avait adressé à l'Académie, en y adjoignant les comptes-rendus des deux discussions académiques de 1845 et de 1875.

En 1875, M. Sarry rapporte dans sa thèse (1) une observation de fistule urétéro-vaginale, traitée par M. Verneuil par l'oblitération indirecte ; cette opération donna lieu à une série d'accidents immédiats analogues à ceux qu'à parfois provoqués la méthode directe.

M Planchud (2), dans une thèse soutenue un mois après,

(1) Contribution à l'étude du traitement de la fistule vésico-vaginale, p. 26. Paris, 1875.
(2) Planchud. Thèse Paris, 1875.

proposa l'occlusion de la vulve dans les cas de coïncidence de fistules vésico et recto-vaginales très-étendues.

Dans le numéro du 15 septembre des *Annales de gynéco-logie*, mon ami Labarraque donna la traduction d'une lettre fort importante de M. Bozeman au Dr Chauveau, de New-York, lettre que nous avons déjà eu l'occasion de citer. Contentons-nous, dès à présent, d'ajouter qu'elle fait mention d'une occlusion vaginale et de deux occlusions vulvaires, dont une compliquée de calcul dans le vagin.

Enfin, le 20 mars 1876, mon savant maître M. le professeur Richet, dans une clinique faite au grand amphithéâtre de l'Hôtel-Dieu, à propos d'une femme opérée plusieurs fois, mais sans succès, par M. Le Dentu, et à laquelle il se réservait de pratiquer l'occlusion vaginale, exposa ses idées sur quelques points inconnus de la méthode indirecte.

Suivant M. Richet :

La méthode indirecte doit être réservée pour les vastes pertes de substance du bas-fond vaginal, principalement dans les cas d'adhérences de l'utérus, immobilisant plus ou moins cet organe.

Pour les fistules qui, bien que moins étendues, siégent immédiatement en arrière du col vésical, surtout si l'utérus résiste à toutes les tentatives d'abaissement, ces fistules étant très-difficiles à combler directement. M. Richet croit, avec M. Marion Sims, que leur bord antérieur est constamment tiraillé par les fibres musculaires du sphincter vésical, tandis que leur lèvre postérieure est entraînée par l'utérus tendant à reprendre sa place primitive.

L'oblitération vaginale profonde doit être préférée à l'occlusion vulvaire.

Enfin, d'après M. Richet, si le sphincter vésical est détruit, l'urèthre est capable, dans une certaine limite, de maintenir les urines. Suivant l'expression imagée de mon savant maître : « *la portion d'urèthre restante se sphinctérise.* »

A cette longue liste de chirurgiens qui ont pratiqué l'occlusion génitale, il faut ajouter les noms de Wilms, d'Esmarch, de Ulrich, de Bardeleben, de Wagner, entre les mains desquels le kolpokleisis a réussi (1). Malgré toutes nos recherches, il nous a été impossible de trouver les observations de ces auteurs et même leurs noms indiqués, en ce qui nous concerne, ailleurs que dans l'ouvrage de M. Simon (1). Il est présumable qu'il avait été informé de leurs succès, soit verbalement, soit par une communication écrite mais inédite. Nous avons été plus heureux pour les noms de Roser, de Wherner, de Spiegelberg, de Hegar, cités aussi dans le livre de Simon.

Nous voyons dans l'ouvrage de Schuppert (2) que Roser a fait l'occlusion vaginale troisfois à Marbourg et Wherner une fois à Giessen.

La malade de Wherner sortit guérie de l'hôpital, en août 1857, six mois après l'opération. A l'autopsie de cette femme, qui survécut longtemps, Wherner écrivit à M. Bozeman (3) «qu'il avait trouvé une pierre dans le vagin en arrière de la cicatrice. »

Nous avons aussi retrouvé trois observations de Spiegelberg, dont nous avons indiqué quelques lignes plus haut le lieu de publication. Enfin Kaltenbach, assistant de M. Hegar, a publié dans deux articles les opérations d'occlusions vaginales faites par son maître.

Le premier article, intitulé : *Ueber Scheidenverschluss bei Urinsfisteln* (*Monatschr*, für Geburtsk, de Band 32, s. 444), est de 1868. Dans ce travail il est question de cinq cas d'occlusions vaginales pour des fistules vésico-vaginales et vésico-utérines.

Dans deux de ces cas : la lèvre postérieure du col fut unie à la lèvre antérieure de la fistule. Ces observations sont extraites de la clinique de Hegar.

(1) Simon. Mittheilungen, etc.
(2) A. Treatise on vesico-vaginal fistula cit,
(3) Americain Journal, 1870.

Le second article (*Ueber Scheidenverschluss im Blasen grund und Gwölbtheïleder Scheide*. Deutsche Klinik, n° 12), est de 1869. Il contient encore une série de kolpokleisis faite par Hegar à sa clinique.

Les observations de M. Simon, jointes à celles de ses compatriotes, forment un total de 48 cas de guérisons de fistules uro-génitales par l'oblitération du vagin. M. Simon a eu pour sa part 18 succès.

Arrivé au terme de notre chapitre d'historique nous devons énoncer notre opinion sur la question de priorité de l'oblitération vaginale, et juger, en dernier ressort, s'il est possible, ce procès pendant, entre les chirurgiens français et les chirurgiens allemands, depuis les réclamations tardives de Kilian (de Bonn) en 1856 et la publication de l'ouvrage de M. Simon en 1868.

Avec l'impartialité qui doit exister dans tout débat scientifique nous avons inscrit chacun des documents pouvant éclaircir la cause ; nous n'avons refusé aucun témoignage consciencieux de quelque part qu'il nous vînt. Cependant, après avoir bien médité, avoir compulsé attentivement, un à un, tous les documents, nous sommes arrivé à penser que les réclamations des chirurgiens allemands sont peu soutenables.

Le jugement que nous portons est d'autant plus libre, que nous n'avons pour nous influencer l'opinion d'aucun prédécesseur.

Examinons en effet séparément chacun des points de ce débat contradictoire.

Les auteurs Allemands nous concèdent la priorité de l'idée de l'oblitération vaginale, mais nous refusent la priorité de son application. Ils veulent bien reconnaître que Vidal (de Cassis), en 1832, à l'hôpital du Midi, a pu obtenir l'adhésion des parois vaginales par suite d'une cautérisation mal dirigée.

Quant à l'oblitération verticale tentée la même année par Vidal, par une opération plastique régulière, et qui pendant un mois sembla réussir, et ne fut compromise que par l'imprudence d'un élève, elle aurait été précédée en Allemagne d'une opération analogue faite à Bonn par Wurtzer. Rappelons sur quel ensemble de faits Kilian appuie son affirmation.

« *A Vidal*, dit-il, *appartient la priorité de l'avoir proposée par la voie de la presse, mais à Wurtzer de l'avoir pratiquée le premier à Bonn, en juin 1822, en public, sur Marie Vincent, sans succès.* »

M. Herrgott a fait à cette proposition des objections très-justes : « Il est évident, dit-il, pour celui qui a attentivement suivi les faits, que Vidal a aussi pratiqué son opération en 1832, on sait dans quelles circonstances, malheureusement nous u'avons pu apprendre la date de son opération ; toutefois il est clair qu'il n'a point été inspiré par le fait du chirurgien de Bonn, qui n'a été connu non-seulement en France, mais en Allemagne, que bien des années après. Dans le livre de Kilian, collègue de Wurtzer à l'Université de Bonn, cette méthode opératoire est appelée *méthode indirecte*, du nom que Vidal lui avait donné.

Il nous paraît impossible de ravir à notre compatriote l'honneur d'avoir, en dehors de toute inspiration étrangère, conçu cette opération, de l'avoir pratiquée, et surtout de l'avoir publiée. »

Autant que M. Herrgott, nous nous méfions de cette revendication venant vingt-quatre années après la mort de celui qui avait découvert la méthode indirecte, alors que celle-ci était admise et recommandée (1).

L'expression de *méthode indirecte* adoptée pour la première fois par Vidal dans son traité de pathologie externe (1841), et que l'on retrouve dans le livre de Kilian, me paraît une rencontre littéraire tout aussi curieuse.

Cela semblera encore plus extraordinaire si on connaît

(1) Vidal mourut le 25 avril 1856, et c'est à la fin de cette même année que Kilian fit sa réclamation.

la portée que Vidal attachait à ce mot (1) : « Le génie, dit-
il au commencement de son traité de pathologie externe,
crée des méthodes, les procédés naissent plutôt du talent et
parfois du demi-talent, car on a tellement abusé du mot
procédé, que des modifications insignifiantes, des accidents opératoires même, ont fini par être décorés de ce
titre. »

Enfin une dernière remarque.

Puisque l'opération de Wurtzer a été publique, pourquoi,
au lieu d'appuyer son dire de l'autorité des noms des personnes présentes, Kilian n'en cite-t-il aucune ? Pour toutes
ces raisons et, jusqu'à plus ample informé, nous persiste-
rons donc à regarder Vidal non-seulement comme le créateur de la méthode indirecte, mais encore comme l'auteur
de la premièreocclusion vaginale.

Tout en joignantnotre part d'éloges au concert de louan-
ges qui s'est élevé autour de M. Simon pour avoir réussi
la première oblitération vaginale, et pour les perfectionnements qu'il a apportés à la méthode de Vidal, nous dirons
qu'à l'étranger, on a encore intentionnellement confondu
méthode et procédé, ces deux mots qu'avec une préscience
vraiment remarquable, Vidal avait pris lui-même soin de
définir.

Dans les conclusions de son rapport l'érudit Giraldès a
replacé la question sur son véritable terrain. « Il ne faut
pas confondre, a-t-il dit, méthode et procédé et oublier un
peu l'origine de cette opération. Vidal imagina son opération en 1832, époque à laquelle la thérapeutique et la médecine opératoire des fistules vésico-vaginales étaient à
peine ébauchées, alors que M. Simon imagina la sienne à
une époque où le traitement de ces fistules était en plein
perfectionnement. « Si donc il est juste de reconnaître qu'au
professeur de Heidelberg revient l'honneur des premiers

----

(1) Traité de pathologie externe, t. I. Introduction.

succès, *la vérité historique, la vérité scientifique* comman-
daient de dire que l'idée première de cette opération, c'est-
à-dire d'*essayer de guérir, par l'oblitération du vagin, les
grandes pertes de substance du bas-fond de la vessie incurables, par les autres procédés cette idée est d'origine française,* elle appartient à Vidal (de Cassis). » Du reste, les
deux plus grands principes opératoires de la méthode indirecte, avancés par M. Simon, avaient été posés par Vidal et
Velpeau.

Un article scientifique ne saurait être un pamphlet, nous
terminerons donc ici notre chapitre d'historique. Il est certainement incomplet, mais on se rappellera que nous n'avions
pour nous guider que quelques monographies où précisément cette question était écartée ou à peine ébauchée. La
rareté relative de cette opération, l'espèce de blâme déversé
sur elle expliquaient ce manque de bibliographie. Nous
n'avons pas la fatuité de prétendre avoir énuméré tout ce
qui a été publié sur ce sujet; plusieurs travaux pour n'avoir
pas reçu de publicité suffisante ou pour avoir échappé à nos
recherches ont dû ne pas trouver place dans cette esquisse.
Notre seul désir était de tracer un cadre dans lequel on pût
faire rentrer ce que nous aurions omis, nous espérons
qu'en nous blâmant peut-être de sa défectuosité, on nous
tiendra compte de nos efforts.

Dans ce travail nous n'avons publié *in extenso :*

1° Que les observations françaises inédites, ne donnant
qu'un simple résumé de toutes les autres ;

2° Les observations étrangères non traduites méritant
d'être mises sous les yeux du lecteur pour certaines parti-
cularités intéressantes.

A notre grand regret nous avons dû nous borner quelquefois à enregistrer certaines opérations d'occlusion génitale, sans pouvoir donner aucun détail.

M. Benj, Auger m'a dit avoir fait en 1873, à l'hôpital de
Lariboisière, une occlusion vulvaire pour une fistule vé-

sico-vaginale énorme. Moins heureux qu'en 1867, à l'Hôtel-Dieu, son opération échoua. La malade quitta le service avant que l'interne eût pris l'observation.

M. Spencer Wells m'a écrit (1) : « qu'il avait fait trois occlusions vaginales. Chez deux femmes, l'occlusion fut complète; chez la troisième, il resta un petit pertuis, elle devint plus tard enceinte, et la cicatrice se rompit au moment de l'accouchement. »

A l'hôpital des Cliniques, j'ai vu une femme à laquelle M. Broca avait fait l'oblitération du vagin pour remédier à une perte de substance considérable de la paroi antérieure de ce canal. Il restait à peu près 4 centimètres d'urèthre. La continence des urines, après l'opération, existait pendant deux heures. Par un concours fortuit de circonstances, il m'a été impossible de prendre cette observation.

Enfin, M. le Dr Karl Gussenbauer, assistant de M. le professeur Billroth, m'a dit avoir vu ce chirurgien prati-quer deux occlusions vulvaires.

Malgré l'insuffisance de ces renseignements, comme ces cas de kolpokleisis et d'épisiokleisis ne pouvaient faire pour moi l'ombre d'un doute, je les ai inscrits dans mes tableaux statistiques.

Il en est d'autres qui, bien qu'aussi authentiques, ne pou-vaient entrer en ligne de compte dans une statistique, at-tendu l'impossibilité où je me trouvais de me procurer les ouvrages où ces cas avaient été publié s, le vague des indica-tions bibliographiques, l'incertitude du chiffre des opéra-tions faites par les chirurgiens.

Ainsi M. Bozeman, avec lequel j'ai eu l'honneur de m'en-tretenir à différentes reprises dans le service de mon savant maître M. le professeur Richet, me disait que M. Billroth avait fait plusieurs kolpokleisis, et que lui-même, après avoir détruit l'occlusion, avait essayé de combler directe-

(1) Ces trois cas sont cités dans le rapport de Giraldès à l'Académie, mais inexactement, puisqu'il n'est question que d'un succès.

ment une fistule pour laquelle le professeur de Vienne avait jugé la méthode indirecte nécessaire.

M. Karl Gussenbauer me confirma cette assertion peu de jours après. Il me fit même part des titres des livres dans lesquels je pourrai trouver ces cas publiés. Ce sont : *Chirurgische Klinik* ; Zurich, 1860-1867. *Erfahrurgien auf dem Gebiete der praktischen Chirurgie* ; Berlin, 1869, *Hirschwald*), et *Chirurgische Klinik Wien*, 1869-1870 ; *Erfahrungen, etc.* (Berlin, 1872, *Hirschwald*).

M. Karl Gussenbauer m'apprit aussi que la même opération avait été encore pratiquée en Autriche par MM. Weinlechner plusieurs fois, par Salzer, par Braun et par Mosetig.

Il était intéressant de noter ces derniers cas et de signaler avec quelle facilité on pratique, à l'étranger, une opération regardée en France, pendant très-longtemps, comme impossible et dangereuse, et qui même, à l'heure actuelle, lorsqu'elle s'offre comme une ressource suprême, est encore, de la part de plusieurs chirurgiens, l'objet de bien des hésitations.

CHAPITRE IV.

MODES OPÉRATOIRES.

Une fois l'occlusion des voies génitales décidée, il est nécessaire, pour obtenir un résultat heureux, de connaître les diverses manœuvres, les précautions indispensables, les soins préliminaires ou consécutifs à l'opération.

Pour l'occlusion vulvaire, on peut poser des règles précises : la malade doit être couchée sur le dos, les jambes écartées, fléchies sur les cuisses, et les cuisses sur le bassin ; le chloroforme doit être administré ; l'avivement comprend en profondeur toute la muqueuse ; les fils métalliques sont préférés ; la suture est double : une superficielle, une profonde. Il y a un accord complet sur les grands points de son mode opératoire. Les procédés sont seuls variables.

Il n'en est pas ainsi des occlusions vaginales ou utérines; presque chacun des temps de l'opération est différent suivant les opérateurs, suivant les pays.

Partant de cette dissemblance; il nous faut détacher du faisceau des trois oblitérations constituant la méthode indirecte, l'occlusion vulvaire qui doit rester isolée, et cette méthode, ainsi scindée, présentera une analogie absolue avec son homologue, la méthode directe. Ce qui s'appliquera à l'une conviendra à l'autre, chacune ayant profité des perfectionnements apportés à sa congénère.

Le moment à choisir pour l'opération est le même, les soins préliminaires ou consécutifs identiques, l'appareil opératoire semblable. La même diversité d'opinions règne parmi les chirurgiens sur la position à donner à la malade pendant l'opération. On a préconisé, à tour de rôle, le décubitus dorsal sur un plan horizontal, les cuisses étant relevées (Jobert) ; le décubitus latéral, les cuisses fléchies (situation préférée par les Anglais); la situation sur les coudes et les genoux, *more bestiarum* (recommandée par Baker-Brown) ; la position dorsale inclinée, vantée par M. Herrgott dès 1857, et proposée depuis par M. Simon, comme étant la meilleure. Après l'opération, même incertitude sur la position ; les uns adoptent le décubitus dorsal, les autres le décubitus latéral, plusieurs prononcent que le seul moyen d'obtenir la guérison est de forcer rigoureusement la femme opérée à rester plusieurs jours couchée sur le ventre (position statique de Giordiano).

Les inconvénients ou les avantages du chloroforme, la nature de l'avivement, l'utilité ou les dangers de la sonde à demeure sont aussi discutés. S'il n'y a plus d'hésitation possible entre les fils de soie et les fils de lin ou de chanvre, il n'en est plus de même entre les fils de soie et les fils métalliques d'argent ou de fer recuit.

A quelle suture faut-il donner la préférence ? A la suture simple de Jobert ? A la suture double de Dieffenbach ? A la suture triple de Simon ? La multiplicité des sutures est-elle une heureuse innovation ? Même indécision parmi les chirurgiens.

Nous arrêterons ici ces préliminaires que nous jugions indispensables, renvoyant ceux qui voudraient faire une étude approfondie de ces questions à l'excellente monographie de M. Herrgott, où elles sont magistralement traitées.

Pour la description de chaque procédé, nous donnerons un résumé du manuel opératoire, que nous ferons suivre souvent d'observations dans lesquelles l'auteur pratiqua lui-même l'opération qu'il a décrite.

Le peu d'occasions que les chirurgiens ont eues de pratiquer l'épisiokleisis sera cause que la description d'un procédé opératoire ne sera parfois appuyée que d'une seule observation.

Hystérokleisis.

L'hystérokleisis a été obtenue par deux moyens : 1° par la cautérisation ; 2° par la suture après avivement des lèvres du col.

Tous les caustiques liquides ou solides, principalement le nitrate d'argent, le fer rouge, ont servi pour brûler les lèvres du col. Après la chute des eschares, on a eu deux surfaces suppurantes capables de s'accoler et de s'unir.

Jobert a très-bien tracé le manuel opératoire de l'hystérokleisis par manœuvres sanglantes.

On incise le museau de tanche dans le sens des commissures, puis on avive toute la portion du conduit cervical placée au-dessous de l'ouverture fistuleuse, de manière à fournir des surfaces qui s'adossent par tous les points.

Il faut rendre cette rigole saignante et la mettre de niveau avec le reste du col utérin, dont on enlève des espèces de copeaux.

Jobert se servait primitivement de fils de soie; on passe généralement aujourd'hui, d'après les préceptes de la méthode américaine, des fils métalliques.

L'occlusion du col peut être employée contre deux variétés de fistules :

1° Contre les fistules vésicales cervico-utérines inaccessibles. Nous désignons ainsi, avec M. De Roubaix, ces fistules auxquelles Jobert avait improprement donné le nom de fistules vésico-utérines. Cette expression semblerait impliquer une communication entre la vessie et la cavité utérine proprement [dite, tandis qu'en réalité, c'est entre le col de la matrice et la poche urinaire. Evidemment les fistules vésico-utérines de Jobert sont possibles; mais elles sont très-rares, peut-être même pourrait-on mettre en doute leur existence ;

2° Contre les fistules urétérales cervico-utérines, quand le bout inférieur ou vésical de l'uretère est resté perméable.

M. De Roubaix appelle ainsi les fistules allant de l'uretère dans l'intérieur du vagin. L'oblitération du col est applicable exclusivement à la variété que nous indiquons; pour les autres, il faudrait avant tout établir une communication entre l'uretère et la vessie aux dépens de la partie la plus élevée de la paroi antérieure du col. Or, cette opération préliminaire intéresserait presque toujours le péritoine. M. Simon, pour les guérir, fait au-dessous du col une ouverture entre la vessie et le vagin, et opère l'oblitération vaginale en se servant de la lèvre antérieure de la perte de substance. M. Duclout (*Gaz. médicale*, 1869) a employé l'hystérokleisis comme moyen d'investigation pour reconnaître si la portion inférieure ou vésicale de l'uretère était restée libre. Si la perméabilité de cette portion du canal persiste, rien ne peut entraver la réussite de l'opération. Chez la malade de M. Duclout, la guérison eut effectivement lieu.

Kolpokleisis.

Oblitération totale de la voûte du vagin. — Dans le kolpokleisis de la voûte du vagin, l'opérateur peut porter le bistouri :

1° Sur le col utérin et la paroi vésico-vaginale ;

2° Sur le col utérin et la paroi recto-vaginale ;

3° Sur les parois recto-vaginale et vésico-vaginale.

Nous parlerons plus loin de l'accolement des deux parois vaginales qui se confond avec l'occlusion vaginale pure.

L'oblitération du cul-de-sac vaginal supérieur constituera donc, pour nous, une opération mixte dans laquelle le chirurgien intéresse à la fois le vagin et l'utérus.

1° *Procédé de Jobert ou occlusion de la voûte du vagin avec rejet du col utérin dans la vessie.* — C'est pour les fistules vésico-utéro-vaginales profondes que Jobert et les chirurgiens qui l'ont suivi se sont servis de la lèvre postérieure du col pour l'unir à la lèvre antérieure de la fistule. C'est quand il n'y a plus trace de paroi antérieure du col que la lèvre postérieure doit être alors avivée et soudée au bord de la fistule.

Au point de vue de l'exécution, lorsqu'on agit sur le col utérin tout entier, l'avivement est facile sur une substance qui présente une grande épaisseur et donne largement prise aux instruments et possède en plus une grande aptitude à la cicatrisation. On peut rencontrer de grands obstacles quand le museau de tanche a été déformé, déchiqueté, effacé, ou quand il est maintenu immobile par des adhérences. Tout cela a été parfaitement étudié, et le professeur de clinique chirurgicale de Bruxelles fait rémarquer judicieusement que cette opération n'est pas plus dangereuse que celles pratiquées sur d'autres points du tube génital, témoins les résections si fréquemment faites par Lisfranc et ses imitateurs. Il faut reconnaître seulement que cette opération donne lieu assez souvent à des hémorrhagies et expose à la lésion du péritoine, souvent déplacé à la suite des désordres qui accompagnent certaines fistules.

L'opération peut se diviser en quatre temps :

1er temps. — La portion du col utérin est saisie vigoureusement et amenée en bas et en avant au moyen de deux fortes pinces de Museux qui maintiennent l'organe dans cette position pendant tout le temps que dure l'opération.

2me temps. — A l'aide du bistouri et des ciseaux, il avive largement les lèvres de la cloison et rend saignantes également les portions du museau de tanche et du col utérin qui n'ont pas été détruites, et sur lesquelles les débris de la cloison doivent être fixés. Cet avivement est fait de manière à ne laisser aucun point des lèvres de la fistule ni des tissus qui doivent la combler sans avoir été ravivé.

3me temps. — Il détache soigneusement et dans toute son étendue ce qui reste du vagin en arrière, à son insertion au col de l'utérus, en manœuvrant avec une extrême prudence ; le décollement relâche cet organe d'une manière admirable. Il suffit alors de porter le col utérin d'arrière en avant, pour faire disparaître entièrement l'énorme ouverture accidentelle qui était le résultat de l'accouchement.

4me temps. — Suture avec plusieurs fils transperçant la totalité de la cloison.

Procédé de M. Simon, ou occlusion de la voûte du vagin avec rejet du col utérin dans le rectum. — Ce procédé est indiqué dans une observation de M. Simon que nous rapportons, pour ne passer sous silence aucune oblitétération du vagin, quelle qu'en soit la nature.

Chez cette malade, il y avait coïncidence de fistules vésico-vaginales et recto-vaginales. Le professeur de Heidelberg rétablit tout d'abord le cours de l'urine par les voies naturelles en opérant directement les pertuis vésico-vaginaux ; puis, ce résultat acquis, il souda la lèvre antérieure du col avec ce qui restait de la fistule recto-vaginale. Les règles coulèrent par le rectum, la continence des urines ne fut pas absolue.

OBSERVATION I.

T. V. R...., âgée de 45 ans, accoucha il y a quatorze ans à Luxembourg, l'enfant avait une très-grosse tête. L'accouchement dura trois jours et fut terminé par le céphalotribe et le morcellement de l'enfant. Aussitôt après l'accouchement, l'urine et les excréments sortaient involontairement. Grande fièvre et fort frisson ; des morceaux de tissus sortaient par les parties génitales, et quand le malade se rétablit après de longues souffrances, les parois recto et vésico-vaginales étaient détruites dans une grande étendue, et la malade perdait continuellement les excréments et son urine. Les médecins consultés déclarèrent le mal incurable.

Quatre ans après l'accouchement, la malade éprouva des douleurs considérables du côté de la vessie, lesquelles la forcèrent à chercher des secours à Berlin. Son médecin constata qu'il s'était formé dans le reste de la vessie une concrétion pierreuse qui causait les douleurs. Le calcul fut enlevé ; mais on ne peut savoir si l'extraction fut faite par l'urèthre ou par la vessie.

Toutefois on fit une opération sanglante pour fermer la fistule vésicale à Berlin, et on cautérisa très-souvent. Aucune amélioration n'a été obtenue par ces différentes opérations.

Après huit ans, la malade vint à Cologne où elle se soumit pendant trois ans à des bains de siége ; on lui pratiqua aussi pendant ce temps trois fois l'opération sanglante. La fistule recto-vaginale, quoiqu'elle fût très-grande, n'avait pas encore été opérée. Probablement on avait omis de traiter cette dernière fistule, parce que l'incontinence d'urine était des deux maux le plus grand et parce qu'on croyait ne pas pouvoir attendre un résultat favorable, en opérant la fistule recto-vaginale avant de supprimer l'écoulement continuel de l'urine considérée comme substance empoisonnante qui s'opposait à la cicatrisation.

Au mois d'août 1860, quatorze ans après la formation de la fistule, la malade consulta M. Simon, et à l'examen il constata ce qui suit : Une tumeur dure remplissait l'entrée du vagin, de sorte qu'on la sentait aussitôt qu'on avait écarté les grandes lèvres de la vulve. Cette tumeur n'était autre chose que la matrice prolabsée. Le museau de tanche, à moitié détruit, était dirigé vers le rectum ; quand on voulait entrer dans la cavité de l'utérus, il fallait retirer le col de la fistule recto-vaginale et diriger la sonde d'arrière en avant. Ce qui restait de la paroi urèthro-vaginale était soudé au col de la matrice, jusqu'au voisinage de l'orifice de l'urèthre.

Il existait dans la cicatrice trois ouvertures, une à droite et deux à gauche. L'urine passait par ces ouvertures, de même que par l'urèthre. En introduisant une sonde par ce canal et en même temps une autre par la petite ouverture qui était située près du méat urinaire, on rencontrait la première à peu près 1 centimètre 1|2 de l'orifice de l'urèthre, ce qui prouvait que la cloison uréthro-vaginale qui était soudée n'avait que cette longueur et que le reste de la paroi vésico-vaginale manquait. La vessie était très-petite ; car on ne pouvait pas pénétrer avec la sonde dans sa cavité à plus de 3 à 4 centimètres. Cette cavité s'étendait par le vagin et le rectum jusqu'à l'anus, mais celui-ci n'était pas déchiré.

De la paroi recto-vaginale il n'existait qu'un morceau de 3 centimètres (en comptant le sphincter de l'anus), lequel se terminait en arrière et en haut par une fissure oblique de la forme d'une demi-lune et de l'étendue du diamètre du vagin. La lèvre antérieure du col de la matrice formait le bord supérieur et postérieur de la fistule.

Pour décrire en peu de mots l'énorme perte de substance qui existait dans les organes génito-urinaires de cette femme, il faut dire que les parois vésico-vaginales et recto-vaginales étaient complètement détruites, excepté un morceau de 1 centimètre et demi dans la première et de 3 centimètres dans la seconde. L'utérus, qui n'avait plus d'appui inférieurement, était étendu jusqu'à l'entrée du vagin et avait formé aussi une paroi artificielle entre la cavité de la vessie et celle du rectum, et s'était appuyé par la partie inférieure aux restes de la paroi uréthro-vaginale et recto-vaginale. Tous les excréments et l'urine sortaient involontairement. L'urine s'écoulait par l'urèthre et par les trois ouvertures qui existaient entre ce canal et le col de la matrice, et les excréments s'échappaient par la fissure qui existait entre les débris du rectum et le col de la matrice.

La perte de substance de la paroi vésico et recto-vaginale rendait impossible la réunion des bords pour restaurer cette double ouverture qui était remplie presque entièrement par l'utérus descendu. Il était du devoir de l'art de compléter l'occlusion indirecte des fistules, en soudant l'utérus avec les restes de la paroi recto et vésico-vaginale. Les opérateurs antérieurs à M. Simon avaient suivi cette voie. Le reste de l'urèthre était soudé avec le col de la matrice et avec le reste de la cloison vaginale antérieure, excepté trois petites ouvertures. M. Simon se proposait de fermer les trois ouvertures sur l'utérus pour rétablir d'abord le cours de l'urine par la voie naturelle et après de rétablir la paroi recto-vaginale avec l'utérus, pour forcer les matières à passer par l'anus.

Il procéda en effet à la première opération, le 15 août 1860 : il rafraîchit le reste de la paroi uréthro-vaginale jusqu'à l'orifice, de même que la partie correspondante du col de l'utérus et les angles latéraux du vagin. Après l'avivement, il réunit les bords de la plaie avec huit sutures en soie fine placée en demi-cercle et s'étendant autour du col de l'utérus.

Traitement consécutif sans sonde à demeure. Aussitôt après l'opération, toute l'urine sortit involontairement par l'urèthre et donna la triste certitude que la continence de l'urine n'était pas possible à cause de l'imperfection ou de la paralysie du muscle constricteur de l'urèthre. Au sixième et septième jour, on enleva les points de suture, et on vit que les bords s'étaient soudés partout et fermaient les trois petites ouvertures : l'état général de la malade avait un peu souffert, car l'opération, très-longue et fatigante, fut faite sans chloroforme. La patiente pouvait tenir son urine environ un quart d'heure, mais seulement quand elle était couchée sur le dos ou sur le côté. Quand elle se mettait debout ou qu'elle marchait, l'urine sortait continuellement.

Le 6 novembre 1860, deux mois et demi après la dernière opération, M. Simon entreprit la seconde réunion de la perte de substance du rectum. Il réunit, par neuf points de suture, le bord inférieur de la fissure formée par le rectum au bord supérieur de cette même fissure formée par la lèvre antérieure du col.

L'opération fut longue et difficile, particulièrement aux angles de la perte de substance, car ils s'élevaient jusqu'aux parties latérales du vagin. Pendant l'opération, l'urine coulait involontairement par l'urèthre sur les parties avivées, et après l'opération elle baignait constamment la plaie récemment réunie. Les suites furent bénignes et presque sans réaction.

Aux septième et huitième jours on enleva les sutures et on trouva que la plaie était cicatrisée, excepté à l'angle gauche.

Lès menstrues eurent lieu en partie par le rectum et en partie par l'ouverture restée dans la vulve, mais on les détourna de cette voie, en introduisant une canule dans l'anus.

Au quatorzième jour, la malade est allée à la selle pour la première fois et rendit des matières fécales grosses et consistantes, qui furent suivis de plusieurs autres selles liquides. La cicatrice paraissait assez solide et tous les excréments, même les plus liquides, passaient par la voie normale.

Au dix-septième jour après l'opération, M. Simon cautérisa la petite fistule restée avec un petit crayon de nitrate d'argent, et quelque temps après la sortie de la malade, il reçut la nouvelle de sa complète guérison.

Depuis Jobert, l'occlusion du col et l'oblitération utéro-vaginale ont été faites nombre de fois; MM. Bozeman, Simpson, Courty, Simon, n'en sont plus à compter leurs succès. Avec les progrès de la chirurgie moderne, les procédés opératoires ont varié, mais le fond de la méthode de Jobert est resté le même. Nous ne nous appesantirons pas sur une opération dont l'expérience a confirmé les heureux résultats. Nous ne ferons pas une statistique inutile, et nous entrerons de suite dans le corps de notre sujet, l'occlusion pure du vagin et l'occlusion vulvaire.

CHAPITRE V.

KOLPOKLEISIS DE LA VOUTE, DU CORPS ET DE LA PORTION URÉTHRALE DU VAGIN.

Comme l'hystérokleisis, l'occlusion du vagin a été obtenue par la cautérisation ou à la suite de manœuvres sanglantes.

1° *Occlusion vaginale par la cautérisation.*

C'est surtout quand le vagin était rétréci qu'on a essayé de la cautérisation; c'est alors que les chirurgiens ont tenté de compléter l'œuvre de la nature ; mais rien n'est plus difficile que d'achever la fermeture de ces rétrécissements. Des cautérisations multiples avec tous les agents les plus puissants ont été faits pour des pertuis très-étroits ; aucune n'a été couronnée de succès.

La première occlusion vaginale par la cautérisation a été obtenue par Vidal : nous avons vu que l'occlusion n'a été que momentanée.

Velpeau avait dans son service une femme atteinte de fistule vésico-vaginale, avec occlusion presque totale du vagin au-dessous ; il ne put réussir à fermer un pertuis admettant à peine un stylet de trousse. Plusieurs cautérisations au fer rouge et au nitrate d'argent échouèrent.

Bouisson, dans sa thèse, parle d'une malade âgée de 37 ans, entrée en mars 1836, dans le service de M. Monod, à l'hôpital Cochin, avec un rétrécissement vaginal consécutif à une fistule. Le vagin affectait la forme d'un petit entonnoir au fond duquel existait l'orifice de la fistule moins grand qu'une pièce de « cinq sous. » Le col de l'utérus ne s'apercevait plus du tout. Le feu n'ayant abouti qu'à agrandir cet orifice, M. Monod ne voulut pas faire de nouvelles tentatives. Le Roy d'Etiolles, qui vit peu après cette malade, voulut lui appliquer un mode particulier de cautérisation. A cet effet, il avait fait construire un petit spéculum d'une seule pièce. Sur les parois du spéculum, à quelques lignes de son extrémité étaient pratiquées des ouvertures un peu plus longues et un peu plus larges que les yeux d'une grosse sonde. Le fer rouge porté dans ce speculum, cautérisait les portions de muqueuse saillante à travers ces ouvertures. M. Le Roy, ajoute Bouisson, donne à ce procédé le nom de *Cautérisation en rayons.* » Bouisson doute qu'un premier essai ait lieu, car les règles qui n'étaient pas rétablies depuis les couches, venaient de reparaître. Nous n'avons trouvé dans aucun ouvrage l'indication que l'opération proposée par Le Roy ait été faite.

Michon, dans sa thèse de concours, rapporte le cas d'une femme dont l'observation lui a été communiquée par son compétiteur, Sanson.

Il s'agit d'une femme traitée par Lenoir dans son service, à l'hôpital de la Pitié, et chez laquelle le vagin s'était tellement rétréci à la suite d'un accouchement, qu'il permettait à peine l'introduction du petit doigt. Lenoir aviva d'abord le vagin au fer rouge, et en dernier lieu avec de la teinture éthérée de cantharides, puis il introduisit une canule de bois creuse et légèrement coudée dans l'urèthre, puis une autre de même forme dans le rectum, et les rapprocha au moyen d'une vis de rappel qui traversait son extrémité libre. Il échoua.

En 1840, Dieffenbach avait aussi tenté l'oblitération par la cautérisation, les résultats furent négatifs.

Dans la thèse de M. Ferrand, publiée en 1869, se trouve consigné le cas d'une jeune femme rachitique, atteinte d'une oblitération vaginale au-dessous d'une fistule, et chez laquelle M. Verneuil essaya de compléter l'occlusion par la cautérisation. Au moment où paraissait cette thèse la malade était encore en traitement. M. Verneuil, que j'ai consulté à ce sujet, m'a dit que pendant deux ans, il épuisa sur cette femme toute la série des caustiques, depuis le nitrate d'argent, le nitrate acide de mercure, jusqu'au fer rouge et au galvano-cautère sans la guérir ; à peine obtint-il une légère amélioration.

M. Galliet (de Reims) a été aussi à même d'observer un rétrécissement presque complet du vagin au-dessous d'une fistule, il ne put parvenir à obturer le pertuis qui se ferma plus tard spontanément. Nous donnons quelques pages plus loin cette observation.

Au total, 7 observations d'occlusion vaginale, tentées par la cautérisation, sept insuccès. Velpeau, Monod, Lenoir, Dieffenbach et MM. Verneuil et Galliet ont tout aussi bien échoué quand ils ont voulu compléter une occlusion en voie de formation au-dessous d'une fistule que Vidal lorsqu'il opéra sur le vagin ayant son calibre normal. Ces chiffres ne sont pas faits pour encourager les opérateurs ; c'est pourquoi maintenant que le chirurgien a en son pouvoir des ressources plus puissantes, il devra rejeter la cautérisation si les diamètres du vagin sont encore considérables, et ne pas insister, après quelques essais infructueux, si le vagin était rétréci.

Tableau des occlusions vaginales tentées par la cautérisation.

VIDAL (Traité de pathologie externe, t. V, 573). N..., Accouchement laborieux. Fistule vésico-vaginale consécutive, circulaire, du diamètre d'un crayon de nitrate. Opération en 1832 à l'hôpital du Midi, cautérisation des bords de la fistule et de la paroi postérieure du vagin avec un crayon de nitrate d'argent. Accolement des parois vaginales pendant quinze jours. Déchirure des adhérences par pénétration de l'index de l'opérateur en voulant vérifier l'état de la cicatrice.

VELPEAU (thèse Bouisson, Paris, 1837, p. 26). Couturier Euphrasie 38 ans, accouchement terminé spontanément après un travail de trois jours. Enfant mort. Fistule consécutive. Vagin fermé au-dessous par une cloison cicatricielle avec une ouverture admettant à peine au stylet de trousse. Opération le 25 mai et le 27 juin à l'hôpital de la Charité. Cautérisations avec un stylet chauffé à blanc et avec un crayon de nitrate d'argent. Insuccès.

MONOD (même thèse, p. 13). — N... 35 ans, accouchement laborieux provoquant une perte de substance du bas-fond vésical, circulaire, du diamètre d'une pièce de cinq sous (sic). Vagin retréci en forme d'entonnoir au-dessous de l'orifice de la fistule. Opération en mai 1836 à l'hôpital Cochin. Plusieurs séances de cautérisation au fer rouge. Insuccès.

LENOIR (Michon, thèse de concours pour une chaire de médecine opératoire, Paris, 1841). — Sophie Dour, 28 ans, accouchement terminé par l'application du forceps (durée du travail, quatre jours). Dechirure transversale de la paroi vésico-vaginale. Vessie herniée. Vagin tellement rétreci qu'il permettait à peine l'introduction du petit doigt. Opération en janvier 1840, à l'hôpital de la Pitié. Cinq cautérisations au fer rouge et avec la teinture éthérée de cantharides. Insuccès.

Dieffenbach (voir plus loin l'observation *in extenso*).

Verneuil (thèse Ferrand, 1869 et communication orale. — N.,,, rachitique, accouchement terminé par le forceps, fistule vésico-vaginale consécutive, rétrécissement du vagin pouvant admettre l'extrémité de l'index. Opération à l'hôpital de la Pitié. Cautérisations au nitrate d'argent, au fer rouge, au galvano-cautère. Légère amélioration.

Galliet, de Reims. (Cette observation est rapportée plus loin *in extenso*.)

2° *Occlusion du vagin à l'aide du bistouri. Elle est complète ou incomplète.*

Occlusion incomplète du vagin. — Nous n'avons trouvé qu'une observation où le chirurgien ait volontairement laissé un pertuis dans le diaphragme d'occlusion, pour donner passage à l'urine. Cette observation appartient à Dieffenbach.

Observation II (1).

Dieffenbach, dans le cas d'une énorme fistule vésico-vaginale, chez une femme non réglée, âgée de 40 ans, avait essayé d'oblitérer le vagin, soit par l'application de points de suture, soit par des cautérisations successives, mais n'avait pas réussi complètement. Cependant comme la malade avait éprouvé quelque soulagement, puisqu'elle pouvait retenir ses urines en mettant une petite éponge dans la fistule qui restait, elle ne revint trouver ce chirurgien que quelques années après. Dieffenbach mit alors en usage les mêmes procédés que la première fois ; il appliqua plusieurs fois des points de suture et parvint ainsi à oblitérer le vagin, mais il eut la précaution de laisser une petite ouverture pour le passage d'une sonde d'homme. Cet orifice fut laissé pour l'écoulement des urines, parce que le canal de l'urèthre s'était considérablement rétréci.

Cette dame fut complètement soulagée à la suite de l'oblitération du vagin ; en effet, quand elle bouchait avec un tampon l'orifice formé, l'urine ne s'écoulait pas ; quand elle enlevait le tampon, elle

____

(1) Opérative chirurgie. Dieffenbach, t. I, p. 599, 1845.

pouvait, sous l'influence des muscles abdominaux, faire sortir une grande quantité d'urine.

Les cuisses et les organes génitaux externes, qui, avant l'opération, étaient rouges et enflammés, reprirent leur aspect ordinaire, et il ne se déclara aucune trace de l'action irritante de l'urine sur le vagin et sur l'utérus.

Occlusion complète du vagin. — Les procédés peuvent se ranger sur trois chefs :

A. Dans un premier mode opératoire, on dissèque la muqueuse en conservant les lambeaux qui par leur affrontement concourent à fermer le vagin. Ce sont *les procédés anaplastiques*, comprenant deux genres opératoires : *l'infibulation*, pratiquée par Bérard, Breslau et M. Le Dentu ; *l'élytroplastie à un ou deux lambeaux*, pratiquée par MM. Couty et Péan.

B. Dans un second mode opératoire conseillé par Roser, mais qui n'a pas été mis en pratique, ce chirurgien proposait d'aviver circulairement le vagin, d'exciser la muqueuse ; les surfaces saignantes devaient s'accoler naturellement et se cicatriser unies l'une à l'autre par simple contact, sans qu'il fût besoin de suture.

C. Dans un troisième mode opératoire, dénommé *élytrorrhaphie* ou *kolporrhaphie*, on avive le vagin en abrasant une aréole de muqueuse d'environ 1 à 2 centimètres, et on réunit les surfaces saignantes par des fils de suture. Ce procédé *d'avivement et de suture* des parois vaginales opposées, est le plus employé ; c'est celui qui compte le plus de succès. L'avivement peut être fait dans toute l'étendue du vagin, *à la voûte, au corps, à la portion uréthrale*. La réunion peut être *verticale, transversale* ou *oblique*.

L'élytrorrhaphie verticale a été faite deux fois par Vidal, à l'hôpital du Midi et à Necker; elle se chiffre par deux insuccès. Elle est inusitée aujourd'hui.

L'élytrorrhaphie transversale est la plus commune ; des trois élytrorrhaphies, c'est celle qui réussit le mieux. Elle est préconisée par Velpeau, Courty, De Roubaix, Verneuil, Herrgott, Spencer Wells, Sims, Bozeman, Simon, Otto Spiegelberg, Hegar, etc.

L'*élytrorrhaphie oblique*, employée par M. Simon (de Rostock), n'est qu'une modification de l'élytrorrhaphie transversale.

Quel que soit le procédé d'occlusion dont on se serve, on tâche toujours d'obtenir la réunion par première intention.

A. Procédés anaplastiques.

Infibulation. — L'infibulation (de *fibuta*, boucle) est une opération par laquelle on réunit, au moyen d'un anneau emprunté à la muqueuse vaginale, les parties dont la liberté est nécessaire à la génération. Elle a été faite en France par Bérard et M. Le Dentu, en Allemagne par Breslau.

Procédé de Bérard. — Par une incision elliptique, il circonscrivait l'ouverture vaginale en arrière des petites lèvres, le méat urinaire en haut et la commissure en bas. Le bord postérieur de l'incision était saisi avec des pinces, et la muqueuse disséquée en haut dans l'étendue de 0,02 centim. et en bas de 0,03 centim. environ. Cette membrane muqueuse ainsi disséquée formait un diaphragme adhérent par la grande circonférence, percé d'une ouverture centrale, et présentait une face externe saignante et une autre épithéliale regardant du côté du vagin. Une suture à points passés était faite autour de la petite circonférence. Les deux fils, dirigés du côté du vagin, étaient amenés à l'extérieur au moyen d'une sonde de Belloc, qui, introduite dans l'urèthre, pénétrait dans le vagin par la fistule. En tirant sur ces fils, la petite circonférence du diaphragme était froissée comme l'ouverture d'une bourse, et tirés davantage, cette surface décollée était portée en arrière et offrait l'aspect d'un cône creux dont une trac-

tion considérable mettait les parois en contact. Les fils
étaient fixés sur une sonde à demeure.

Les surfaces desquelles le lambeau circulaire de membrane muqueuse avait été détaché, furent affrontées et
maintenues en contact par cinq points de suture enchevillée.

Procedé de Breslau. — C'est une simple modification du
procédé de A. Berard; il disséqua la muqueuse dans les
trois quarts inférieurs de l'orifice du vagin, d'arrière en
avant; mais, malgré trois opérations, il n'eut pas un résultat complet.

Procédé de M. Le Dentu. — L'opération de M. Le Dentu
peut être qualifiée d'autoplastie vaginale par lambeaux
semi-lunaires. Il pratique à droite et à gauche de l'entrée
du vagin, à 1 centimètre environ en arrière de l'anneau
vulvaire, deux incisions courbes à concavité postérieure,
commençant à 2 centimètres 1/2 environ au-dessus de
la fourchette, pour se terminer au-dessous de l'urèthre.
M. Le Dentu voulait faire son opération en deux temps;
son intention était de laisser un petit pertuis à la partie
inférieure de la vulve qui eût donné passage à l'urine,
jusqu'à ce que la partie supérieure de l'occlusion eût été
obtenue. (L'oblitération de ce petit pertuis par l'avivement
de son pourtour et l'application de deux points de suture
devait constituer le deuxième temps de l'opération). Ces
incisions faites, M. Le Dentu saisit avec des pinces leur
bord postérieur, et disséqua de bas en haut la muqueuse
avec un peu de tissu cellulaire sous-jacent, de façon à
obtenir deux lambeaux épais, en forme de croissant, dont
les bords concaves libres furent reportés dans le vagin.
M. Le Dentu croit que cette forme de lambeau est préférable à la création d'un diaphragme triangulaire de muqueuse adhérent par sa base; avec une base d'implantation égale, ils ont un champ d'irrigation sanguine
moins étendue. Ces lambeaux dont la surface épithéliale

était tournée du côté du vagin, furent affrontés par leurs surfaces saignantes, et maintenus au contact par cinq fils métalliques.

Le mode de suture avait été celui employé par Jobert pour fermer les plaies de l'intestin. Les parois du vagin, dont on avait détaché les lambeaux, furent réunies par cinq points de suture.

Le second temps de l'opération ne put avoir lieu, les lambeaux s'étant gangrenés.

Elytroplastie à deux lambeaux. — Procédé de M. Courty. — Il utilise les parties saines du vagin et les dispose en deux lambeaux: le supérieur emprunté à la cloison uréthro-vaginale, l'inférieur à la cloison recto-vaginale, et les refoule en dedans de façon à accoler leurs surfaces saignantes et à former un éperon interne.

La malade placée dans la position sacro-lombaire, l'opérateur assis sur un tabouret bas, devant la patiente, introduit dans le rectum le doigt indicateur gauche, et avec le pouce placé sur la cloison recto-vaginale, s'assure en dernier lieu de l'étendue des parties saines et de la possibilité de créer un lambeau postérieur suffisant. L'opération comprend trois temps.

1er *temps. Avivement. Lambeau inférieur.* — A 2 centim. de l'anus, une incision fut faite transversalement sur la muqueuse recto-vaginale ; puis, le doigt indicateur gauche introduit dans le rectum et servant de conducteur, le lambeau fut disséqué dans une étendue de 0,008 millim. à 0,01 centim.

Pour faire *le lambeau supérieur*, il est introduit un cathéter dans le canal de l'urèthre. Cet instrument est destiné à tendre la bande transversale saine de la paroi vésico-vaginale.

2e *temps. Passage des fils. Appareil instrumental.* — Aiguilles de Startin, de Mathieu, aiguilles de Sims, de Dechamps ; pinces ; fils de chanvre ; fils de fer capillaires.

Le premier fil fut placé sur la partie médiane des lambeaux, en allant de la partie inférieure à la partie supérieure. Pour le placer, il fallut renoncer à l'aiguille de Startin ; une aiguille de Sims, montée sur une pince à mors plats, armée d'un fil de chanvre et du fil de fer, est portée sur le milieu du lambeau recto-vaginal de bas en haut. M. Courty essaya ensuite de traverser le lambeau supérieur dans un point opposé au précédent. Après quelques tâtonnements, il réussit à faire passer l'aiguille et par suite les deux fils de chanvre d'abord, puis celui de fer recuit. Les deux extrémités, nouées ensemble, furent confiées à un aide. Un second fil fut passé, mais cette fois avec l'aiguille creuse de Startin.

Les quatrième et cinquième fils furent placés de même, mais pour ceux des deux angles, il fallut tendre les extrémités des cinq premiers, afin de ramener ces angles un peu en avant et de les voir convenablement.

3ᵉ temps. Affrontement. Fixation des sutures. Cinq boutons. Deux fils. Mode de procéder. — Les deux extrémités de l'anse moyenne coupées et amenées un peu en avant, rapprochaient les parties avivées. Ces deux extrémités furent passées dans les trous d'un petit bouton de chemise. Ce dernier fut repoussé sur les bords des parties en contact ; soutenu par un crochet mousse, on engagea les deux fils dans un serre-nœud ; puis on fit éprouver à celui-ci plusieurs tours sur lui-même jusqu'à ce que les boutons eussent serré convenablement la plaie.

Cinq boutons furent ainsi établis, mais les deux angles furent fermés par la suture métallique simple.

Les fils coupés à un centimètre se trouvaient placés devant cette sorte de diaphragme ainsi établi à l'ouverture vaginale.

Afin d'éviter les tiraillements et produire le relâchement, M. Courty fait une incision demi-circulaire au-dessus du méat urinaire.

Elytroplastie à un lambeau. Procédé de M. Péan. — Il es indiqué dans la thèse de M. de Montigny ; malheureusement, les indications sont bien incomplètes.

M. Péan détache un lambeau anaplastique de la paroi postérieure du vagin pour le reporter en avant et en haut et aller l'attacher au niveau du bord antérieur de la fistule. 24 points métalliques sont employés pour l'y maintenir.

Procédé de M. Courty. — Nous devons la connaissance de ce procédé à une observation que M. Carafi, ancien élève de M. Courty, aujourd'hui externe dans notre service, a eu l'obligeance de nous communiquer, et que nous reproduisons textuellement.

Chez cette malade, il y avait une atrésie du vagin au-dessous de la fistule ; M. Courty aviva d'abord la moitié supérieure de l'atrésie, puis tailla un lambeau rectangulaire sur la cloison recto-vaginale, de 2 centimètres de largeur et à base inférieure. Ce lambeau fut accolé par sa face cruentée sur la surface avivée de la paroi antérieure du vagin, et fixé au moyen de six points de suture.

OBSERVATION III. — Cas d'occlusion du vagin, prise dans le service de M. le professeur Courty, par M. Carafi, élève de service.

Une femme primipare, âgée de 22 ans, entre vers le commencement du mois d'avril 1874 à l'Hôtel-Dieu de Montpellier, salle Sainte-Marie, 4, service de M. Courty, pour se faire traiter d'une fistule vésico-vaginale.

Cette fistule s'est montrée quelques jours après son accouchement, qui, au dire de la malade, a été très-laborieux, et datait de cinq mois. La malade ne peut pas nous donner des renseignements plus détaillés.

En même temps que la fistule, la malade est atteinte d'une atrésie cicatricielle du vagin, qui est située à 2 centimètres au-dessus de la vulve, et qui, permettant difficilement le passage du doigt, rend par suite impossible l'exploration complète de la fistule. La malade perd ses urines dans toutes les attitudes. Son état général est assez bon. Elle a un très-léger érythème inférieur. Opération, 20 avril.

L'atrésie empêchant l'abord de la fistule, M. le professeur Courty se décide à en profiter pour oblitérer le vagin. Pour ce faire, la malade étant placée dans la position dorso-pelvienne et non anesthésiée, l'opérateur, au moyen d'un couteau de Sims, avive la moitié supérieure du pourtour de l'atrésie ; ce temps réalisé, il taille un lambeau rectangulaire sur la cloison recto-vaginale de 2 centim. de largeur et à bord inférieur. Ce lambeau est accolé par sa face béante sur la surface avivée de la paroi antérieure du vagin, au moyen de six points de suture à bouton de chemise, qui sont placés au moyen de l'aiguille tubulée de Startin. Le professeur Courty s'est servi, comme d'habitude, de fils de fer qui ont été tordus avec le tord-nœud de Coghille.

L'opération terminée, on applique une sonde à demeure et on administre à l'opérée chaque deux heures une pilule de 1 centigramme d'extrait thébaïque. Rien de particulier à noter quant aux suites de l'opération.

La sonde est laissée à demeure jusqu'au huitième jour, époque à laquelle on se contente de sonder la malade tous les deux heures.

La plus grande partie des fils sont enlevés le dixième jour et les autres le jour suivant. La réunion immédiate est faite; cependant il note un petit pertuis à peine perceptible par lequel s'écoule une petite quantité d'urine.

Vers la fin du mois de mai, la perte d'urine est insignifiante et deux semaines plus tard la malade sort complètement guérie ; le pertuis s'était spontanément oblitéré (1).

Tableau des occlusions vaginales par les procédés anaplastiques.

Infibulation.

Bérard (*Bull. de l'Acad. de méd.* 1845, t. X). — N..., 30 ans, accouchement laborieux. Fistule énorme consécutive. Destruction de la cloison vésico-vaginale et de la partie postérieure de l'urèthre. Opération, faite la malade étant placée comme pour la taille périnéale, infibulation de la muqueuse vaginale, suture en bourse, affrontement des surfaces auxquelles avait été emprunté le lambeau circulaire de la muqueuse par cinq points de suture enchevillée. Sonde à demeure. Mort un mois et demi après l'opération, par péritonite, dix-sept jours après l'invasion des premiers accidents.

Le Double.   6

Breslau (Thèse Forichon. Paris 1866, p. 33). — Nous n'avons pu nous procurer le texte allemand relatant ces observations, qui ne sont qu'à l'état d'indication dans la thèse de M. Forichon.

Le Dentu. — Voir cette observation au chapitre de l'occlusion vulvaire.

Elytroplastie.

Elytroplastie à double lambeau. M. Courty. (Gilbert, Thèse de Montpellier, mai 1874, p. 96, obs. 7.) — Rosalie. Destruction de la paro antérieure du vagin. Hernie de la vessie. Opération le 28 avril à l'hôpital Saint-Éloi par M. le professeur Courty. Occlusion du vagin par deux lambeaux accolés l'un à l'autre et empruntés aux parois vaginales antérieure et postérieure. Sept fils métalliques. Sonde à demeure. Ablation des fils le huitième jour. *Guérison.*

Elytroplastie à un lambeau. M. Courty, observation précédente. M. Péan (de Montigny, Thèse Paris, 1875, p. 7). — Wideman (Caroline), 37 ans, fistule vésico-vaginale énorme, occlusion du col utérin. Opération en 1871 à l'hôpital Lourcine. Occlusion du vagin par un lambeau détaché de la paroi postérieure et uni à la lèvre inférieure de la fistule. La malade sort guérie, mais revient peu après à l'hôpital Saint-Antoine avec quelques pertuis. Cautérisation des pertuis. Première opération, insuccès, avivement et suture; deuxième insuccès; nouvel avivement, suture de ces pertuis par trois fils métalliques. Mort le dix-neuvième jour par érysipèle.

B. Avivement des parois vaginales sans suture.

Procédé de Roser (1). — D'après le professeur Roser, il suffit pour obtenir l'occlusion d'aviver l'entrée du vagin, en détachant un anneau de muqueuse de 0,02 centim. environ ; les sutures sont inutiles. Il a pratiqué une fois l'oblitération ; mais, n'osant pas se fier au résultat, malgré ses convictions théoriques, il appliqua trois points de suture superficielle (*Union médicale*, 1866). — La malade n'a pas guéri.

(1) Thèse Forichon, 1866.

C. Avivement et suture des parois vaginales.

Elytrorrhaphie verticale. Procédé de Vidal.— Dans le chapitre consacré à l'historique, nous avons déjà donné l'indication du manuel opératoire suivi par Vidal pour son opérée de l'hôpital du Midi. Il est donc inutile de revenir sur un procédé déjà décrit, et qui, à l'hôpital Necker, échoua une seconde fois entre les mains de l'auteur.

Vidal (*Traité de pathologie externe*, p. 573). — N..., 35 ans, accouchement laborieux, fistule du bas-fond de la vessie, pouvant livrer passage à plusieurs doigts réunis ; vessie rétrécie, périnée normal. Opération en 1832 à l'hôpital du Midi. Pour l'opération, on place la malade dans une position analogue à celle usitée pour la taille périnéale. Avivement vertical de l'entrée du vagin ; suture emplumée avec trois anses ; double fil ciré. Insuccès.

La *seconde opération faite à l'hôpital Necker*, est indiquée par Velpeau dans le tome IV de la *Médecine opératoire*, mais sans aucun détail.

Elytrorrhaphie transversale.—Nous ne décrirons que le procédé de M. Simon qui, appuyé sur 19 succès, mérite de nous arrêter un instant ; pour les autres chirurgiens, les procédés opératoires ont été tellement différents, que nous nous contenterons de donner un extrait des observations, ou de les publier *in extenso* si elles sont inédites. Nous jugeons inutile de publier les observations de M. Simon, puisque nous décrivons le manuel opératoire.

Procédé de M. Simon. — M. Simon fait placer la femme sur le dos, le bassin soulevé par des oreillers, les jambes fléchies sur les cuisses, qui sont appliquées sur le ventre et les parties latérales de la poitrine. Quand la malade est couchée dans cette position, le vagin prend une inclinaison de 66° environ, et quand alors (1) la paroi postérieure de ce canal est énergiquement déprimée, la paroi

____

(1) Hergott, *loc. cit.*, p. 492.

antérieure prend une direction qui se rapproche de la perpendiculaire, car le périnée, fortement déprimé, ne la maintenant plus, la pression des viscères abdominaux, agissant seule, l'incline en la poussant vers la vulve.

M. G. Simon avait fait ressortir, dans un premier écrit (1), le peu d'avantage que donne la situation recommandée par Jobert et la nécessité d'en chercher une autre. Dans un second travail (2), il proposa cette position, que dès 1857, M. le professeur Hergott avait recommandée dans ses cours à la clinique obstétricale de la faculté de médecine de Strasbourg, (3). M. Simon appelle cette position : *Steiss Rückenlage, position pelvi* ou *sacro-dorsale*.

Pour la mise à nu de la fistule, M. Simon emploie un spéculum de son invention, très-court, très-étroit, et en forme de gouttière. Quand l'abaissement du col de l'utérus est possible, au lieu d'exécuter les tractions avec la pince de Museux, il se contente d'en implanter les griffes dans le col, et, après avoir perçu le degré de mobilité de la matrice, de traverser le col avec deux fils solides qu'il confie à un aide, moyennant lesquels la matrice est abaissée et maintenue aussi longtemps que les nécessités opératoire l'exigent. M. Simon introduit encore, s'il est besoin, une sonde dans l'urèthre, qui abaisse la paroi vaginale et l'orifice anormal, et enfin incise ou excise des brides cicatricielles.

Comme M. Courty, M. Simon séparait autrefois l'urèthre de ses insertions au pubis, afin de diminuer l'étendue antero-postérieure de l'ouverture du vagin; depuis il a abandonné cette méthode. Pour pratiquer l'avivement, il limite d'abord, au moyen d'une incision circulaire faite avec le bistouri, le rebord antérieur de la surface qu'il s'agit d'at-

(1) G. Simon. Ueber die Heilung, etc. Giessen, 1854, p. 4
(2) Op. cit. V. Bibliographie.
(3) *Gaz médic.* de Strasbourg, 1872.

taquer, soulève avec un tenaculum multifide la partie qui doit être excisée et enlève d'avant en arrière un lambeau annulaire de 1 centim. 1/2 à 2 centim. 1/2 de largeur. Au moment où le bistouri manœuvre sur la paroi postérieure, un doigt introduit dans le rectum fait saillir et distend la cloison recto-vaginale. L'avivement de la paroi vaginale postérieure, outre sa largeur, doit être assez profond; il faut aussi enlever tout le tissu cicatriciel afin que la réunion puisse résister à une traction énergique. Quant à la lèvre antérieure de la fistule, il serait illusoire de craindre de blesser la vessie et de produire des accidents; peu importe que la muqueuse vésicale soit ou non atteinte, car sa lésion n'offre aucun inconvénient. La surface réséquée est ensuite égalisée avec des ciseaux.

Pour exécuter la suture, M. Simon introduit avec des aiguilles courbes, d'arrière en avant, de doubles fils fins de soie de Chine. Généralement ces ligatures ne pénètrent que jusqu'au tissu conjonctif sous-vaginal; mais, quand les parois sont très-minces, il n'y a pas d'inconvénient à les faire passer, s'il le faut, dans le rectum et la vessie. Après leur placement, tous les fils sont noués, on peut exécuter l'opération en une ou plusieurs séances, suivant le besoin.

Dans les cas ordinaires, il n'est pas fait usage de la sonde, et ce n'est que quand il reste derrière les parties adaptées une lacune dans laquelle l'urine pourrait croupir et exercer une forte pression sur la ligne de réunion que le cathétérisme permanent est employé. Généralement l'hémorrhagie produite par les veines du vagin et les petites artères est assez abondante; mais elle n'exige guère de ligature, et d'ordinaire elle s'arrête spontanément. M. Simon n'a jamais observé d'hémorrhagie consécutive.

Comme principe, nous avons déjà dit que M. Simon proposait de conserver la plus grande étendue possible du canal vaginal, et d'établir l'oblitération immédiatement au-dessous de la perte de substance, en utilisant la lèvre antérieure de la fistule, ou tout au moins les tissus situés dans le voisinage.

A la portion uréthrale du vagin, si la ligne de réunion est fort longue, il divise l'opération en plusieurs *temps*, dont chacun doit être entièrement terminé avant de procéder à l'autre, c'est-à-dire faire partiellement l'avivement et la suture, et après la cicatrisation faire la même manœuvre sur les tissus voisins, et ainsi de suite.

A la partie moyenne du vagin, l'adoption de deux séances est moins utile (sauf si la malade est très-affaiblie), qu'à la portion uréthrale.

Pour en finir avec les procédés de M. Simon, nous ne dirons qu'un mot de l'occlusion oblique. Celle-ci ne saurait s'appliquer qu'aux fistules n'occupant qu'une moitié du fond du vagin. Le manuel opératoire est même que pour l'occlusion transversale.

Elle est une innovation heureuse, mais ne saurait être regardée comme un nouveau mode de traitement ; elle n'est que l'application d'un principe chirurgical ordinaire ; il est que la direction de la réunion qui doit être imposée par la forme de la perte de substance.

Observations de kolpokleisis transversal.

OBSERVATION IV.

VÉLPEAU (Thèse Bouisson, Paris, 1837, p. 22). — Emilie Cuinet, 24 ans, accouchement terminé par le forceps ; fistule comprenant une grande partie de la paroi postérieure de l'urèthre et s'étendant à la partie moyenne de la cloison vésico-vaginale ; périnée normal ; vessie rétrécie. Opération le 30 mars 1836 à l'hôpital de la Charité. Position de la taille périnéale. *Avivement et suture de la paroi recto-vaginale et de la lèvre inférieure de la fistule.* Deux points de suture avec des fils de soie. Enlèvement des fils le douxième jour. Pas de sonde à demeure ; la femme avait gardé pendant douze jours la position sur le ventre.

Insuccès. La fistule de cette femme avait déja été l'objet d'essais directs infructueux.

OBSERVATION V.

HERGOTT (*Du Traitement des fistules vésico-vaginales.* Paris, 1884). — N..., 34 ans, accouchement difficile, fistule vésico-vaginale conséourive. Rétrécissement cicatriciel du vagin au-dessous de la perte de substance. Dans ce diaphragme cicatriciel, deux pertuis: l'un de 5 millim., l'autre de 2 millim. Opération en octobre 1874 à la clinique de chirurgie de Strasbourg. Position dorsale inclinée, spéculum de M. Hergott. Les deux pertuis sont cernés par une seule auréole d'avivement de la largeur de 15 millim; neuf fils d'argent. Durée de l'opération une heure. Ablation des fils le cinquième jour. Sonde à demeure pendant deux jours. *Le cinquième jour, les bords de la plaie étaient réunis exactement.* Mort de péritonite le dixième jour.

OBSERVATION VI.

HERGOTT (*Gaz. méd. Strasbourg*, octobre 1872). — Spitz (Catherine), 36 ans, accouchement laborieux (céphalotripsie). Grande perte de substance, vagin rétréci au-dessous, constituant un cul-de-sac de 5 centimètres de profondeur, au fond duquel existe une fente horizontale de 3 centim.

1ʳᵉ *opération*, 2 mai 1871, à la Clinique chirurgicale de Strasbourg. Position dorsale inclinée, spéculum Hergott; aréole d'avivement de 1 centim. de large, 5 fils métalliques; durée de l'opération une heure et demie. Enlèvement des fils le sixième jour. Miction à volouté. Ouverture réduite.

2ᵉ *opération* (9 juin 1871). Aréole de 1 centim. ; 4 fils métalliques, 3 de soie; durée de l'opération une heure. Enlèvement des fils le sixième jour. Miction à volonté, il reste un pertuis.

3ᵉ *opération* (13 mars 1872). Aréole de 2 centimètres. 4 fils métalliques; durée de l'opération une heure. Ablation des fils le cinquième jour. Miction à volonté. *Guérison.*

OBSERVATION VII.

HERGOTT (*Gaz. méd.*, même date). — Parmentier (Catherine), 44 ans, accouchement après quarante-huit heures par l'application du forceps. Paroi vaginale antérieure détruite totalement. Hernie de la vessie dans le vagin. Opération à la Clinique chirurgicale de Strasbourg.

1ʳᵉ *opération* (10 janvier 1872). Situation dorsale inclinée; spéculum Herrgott. Avivement de 1 centim., 10 sutures métalliques. Durée de l'opération deux heures. Enlèvement des fils les septième et huitième jours. Cathetérisme et miction à volonté. Insuccès.

2e *opération* (20 janvier 1872). Aréole d'avivement de 7 millim. ; 9 sutures métalliques. Durée de l'opération deux heures. Section des fils le dixième jour. Miction à volonté. Réduction de la fistule.

3e *opération* (27 mai 1872). Aréole d'avivement de 1 centim., 3 sutures de rapprochement, 5 sutures de réunion métallique. Durée de l'opération deux heures. Ablation des fils le sixième jour. Miction à volonté. *Guérison.*

OBSERVATION VIII.

HERRGOTT (*Bull. de l'Acad. de méd.*, mars 1875). — Marie-Madeleine Cl..., 23 ans, accouchement terminé spontanément après un travail de cinq jours; fistule du bas-fond d'une largeur de 0,06 centim. Opétion à l'hôpital de Nancy.

1ro *opération* (21 janvier 1874). Position dorsale inclinée ; spéculum Hergott. Aréole d'avivement de 8 millim. de largeur ; 10 fils métalliques. Durée de l'opération deux heures. Miction à volonté. Ablation des fils le septième jour. Réunion partielle.

2e *opération* (8 avril 1874). Avivement de 1 centim. ; 9 fils métalliques. Durée de l'opération une heure et demie. Ablation des fils le sixième jour. Miction à volonté. Au centre du diaphragme d'occlusion, il reste un pertuis pouvant admettre un crayon.

3e *opération* (1er juillet 1874). Avivement de 1 centim. ; 9 fils métalliques. Durée de l'opération une heure. Enlèvement des fils le sixième jour. Miction à volonté. *Guérison.*

OBSERVATION IX.

DE ROUBAIX (*Presse méd. belge*, no 32, 12 juillet 1874, et no 25, 25 avril 1875). — H... (Marie), 27 ans, accouchement laborieux. Rétrécissement du bassin ; fistule occupant le bas-fond vésical depuis 1 centim. en arrière du col vésical jusqu'au col utérin. Opération le 28 octobre 1873 à l'hôpital Saint-Jean de Bruxelles. Décubitus latéral gauche ; spéculum de Sims ; anesthésie, avivement large de 1 centim., aiguilles tubulées de Startin ; 8 fils d'argent. Durée de l'opération une heure cinquante ; sonde à demeure, opiacés, ablation des fils le douzième jour. *Guérison.* (M. De Roubaix avait essayé auparavant dela méthode indirecte, mais sans succès.)

OBSERVATION X.

DE ROUBAIX (*Presse méd. belge*, no 48, 3 novembre 1872, et no 36, 10 août 1873). — V... de Grand Reug, 28 ans ; accouchement labo-

rieux; fistule vésicale cervico-utérine transversale de 2 à 3 c. de largeur; paroi vaginale antérieure détachée du col et s'appliquant sur la
paroi postérieure; opération 3 décembre 1873 à l'hôpital Saint-Jean
de Bruxelles. Décubitus dorsal; spéculum de Sims. Anesthésie;
aréole d'avivement large de 1/2 centim. comprenant la partie superficielle du canal; aiguille spéciale à M. de Roubaix ; 9 fils d'argent.
Durée de l'opération deux heures; ablation des fils le neuvième jour;
sonde à demeure, opiacés. *Guérison incomplète*, il reste un pertuis de
1 centim. à la partie moyenne.

La malade, voulant absolument sortir de l'hôpital avant que M. de
Roubaix eût pu combler ce pertuis, elle se prétendait guérie, ne perdant ses urines que quand elle restait très-longtemps sans vider la
vessie. Elle avait déjà été opérée infructueusement par la méthode directe.

OBSERVATION XI.

COURTY (*Montpellier médical* 1867). — Philippine R..., 20 ans; accouchement terminé par le forceps après un travail de trois jours ; fistule
vésico-utéro-vaginale profonde. Destruction partielle de la lèvre antérieure du col utérin. *Lèvre intérieure de la fistule saine*; fistule large
de 5 centim. pouvant admettre trois doigts. Opération à l'hôpital général de Montpellier.

1re *opération* (9 avril 1865). Décubitus dorsal; spéculum Sims;
anesthésie ; avivement de la paroi vaginale postérieure et de la lèvre
antérieure de la fistule ; 9 sutures métalliques. Durée de l'opération
trois heures; ablation des fils le dixième jour ; sonde à demeure;
opiacés. Il reste deux pertuis aux deux extrémités droite et gauche de
la ligne de réunion. Le pertuis de droite se ferme seul cinq jours
après.

2e *opération* (2 juin 1865). Avivement du pourtour des pertuis; 9 fils
métalliques. Durée de l'opération une heure et demie. Enlèvement des
fils le cinquième jour; sonde à demeure; opiacés. *Guérison*.

OBSERVATION XII.

SIMS (Monteros. Thèse Paris 1864, p. 193.) — M... (Cécile), 25 ans ;
accouchement laborieux durant trois jours, fistule vésico-utéro-vaginale. Col utérin détruit dans sa plus grande partie; fistule transversale de 4 à 5 centimètres. Opération le 9 juin 1865 à l'Hôpital des cliniques dans le service de Nélaton. *Avivement de la lèvre inférieure de la
fistule et de la paroi postérieure du vagin. 9 fils d'argent. Mort.*

OBSERVATION XIII.

SIMS (même thèse, p. 211 et 215). — Célestine L..., 38 ans. Accouchement laborieux ; fistule vésico-utéro-vaginale profonde. Le col de l'utérus, le cul-de-sac antérieur, et presque tout le bas-fond de la vessie étaient détruits. Rétroversion de l'utérus ; paroi postérieure du vagin adhérant fortement par des brides cicatricielles au col utérin. Opération, le 22 mai 1864, à l'hôpital Cochin, dans le service de M. A. Richard. *Avivement de la lèvre inférieure de la fistule et de la paroi vaginale postérieure.* 9 sutures d'argent ; sonde à demeure ; ablation des fils, 15e jour. *Guérison.*

OBSERVATION XIV.

SIMS. (*Silver Sutures in Surgery*, p. 16, et *American Journal*, 1870, p. 103.) — X... Destruction du bas-fond de la vessie et de la portion intra-vaginale du col de l'utérus. Urèthre normal. Pour convertir le vagin et la vessie en un réservoir commun, la paroi antérieure, au-dessous de la fistule, fut unie à la paroi postérieure de ce canal par la *clamp-suture* ; il resta une petite ouverture, pas plus large que l'aiguille n° 7 (*sic*). A celle-ci, la suture à bouton (button suture), fut appliquée et réussit. *Guérison.*

OBSERVATION XV.

SIMS. (*Silver Sutures in Surgery*, p. 16 et 17.) — Chez cette malade, le cas était à peu près semblable, mais la perte de substance était plus grande. Une petite partie du col de la vessie était restée attachée à l'urèthre. L'entrée du vagin fut fermée en unissant sa paroi postérieure à l'urèthre, laissant une poche de 3|4 de pouce au-dessous du bord antérieur de la fistule. Il resta deux petites fistulettes, pas plus larges que la pointe d'un stylet de trousse à chaque extrémité de la ligne de réunion. Il réussit à les fermer à l'aide de la *clamp suture.* *Guérison.*

OBSERVATION XVI.

VERNEUIL. (Ferrand, thèse Paris, 1869.) — Mme J... Accouchement laborieux. Grande perte de substance de la cloison vésico-vaginale. Opération en 1866, à l'hôpital de Lariboisière. *Guérison.* Plus tard, sous l'influence des efforts de coït, l'affection se reproduisit.

OBSERVATION XVII.

VERNEUIL. (*Annales de gynécologie*, mai 1874.) — L. E..., 21 ans. Accouchement terminé par le forceps. Paroi antérieure du vagin détruite depuis la lèvre inférieure du col jusqu'à 2 centimètres du méat urinaire. Vagin rétréci. Opération, le 11 novembre 1873, à l'hôpital de la Pitié. *Avivement de la lèvre inférieure de la fistule et de la paroi vaginale postérieure. Fils métalliques à demeure. 9e jour, ablation des fils. Guérison.*

OBSERVATION XVIII.

VERNEUIL. (Thèse Sarry, Paris 1875, p. 26.) — Clémence-Eulalie B..., 39 ans. Accouchement laborieux, terminé spontanément au bout de deux jours. Fistule vésico-vaginale. Col utérin détruit. Vagin rétréci en entonnoir au-dessous de la perte de substance.

1ro *Opération le 11 juin 1875, à l'hôpital de la Pitié. Avivement circulaire du vagin dans le point rétréci.* 6 points de suture (fils d'argent, boutons de chemise, coulants de plomb). Ablation des fils le 10e jour. Il reste un pertuis.

2e *Opération, le 24 juillet. Décubitus latéral droit, avivement du pourtour de l'orifice.* 5 points de suture, comme dans la dernière opération. Ablation des fils le 12e jour. *Guérison*

OBSERVATION XIX.

NOSTROM (*Canstatt's* 1873). Ii s'agit d'une femme de 44 ans, chez laquelle la fistule était survenue, il y a quatre ans, à la suite d'un accouchement difficile. La fistule avait 3 centimètres et entamait l'urèthre sur une longueur de 1 centimètre. Trois opérations faites directement sur la fistule, restèrent sans résultat. *L'occlusion fut pratiquée alors avec succès* sur la partie inférieure du vagin.

OBSERVATION XX.

ATHILL. (*Revue des sciences médicales*, 1873, t. I, p. 763.) — X..., 28 ans. Accouchement laborieux, ayant duré trois jours et trois nuits. Entrée le 13 juillet 1873 à Adelaïde hospital. Paroi antérieure du vagin détruite à trois quarts de pouce en arrière de l'orifice de l'urèthre ; destruction du bas-fond de la vessie, vagin rétréci. Il restait un demi-pouce d'urèthre, mais il était oblitéré. Le Dr Athill rétablit d'abord l'urèthre, à l'aide d'un trocart laissé à demeure pendant les premiers temps. *Puis il pratique l'occlusion du vagin.* L'avivement fut effectué sur la largeur d'un quart de pouce, et les surfaces saignantes réunies avec des sutures en fil de fer fin. Sonde à demeure. La malade reste couchée sur le ventre. 7e jour, section des fils, réunion incomplète.

Quinze jours plus tard, 2e *opération.* La réunion fut maintenue avec la suture enchevillée ; il resta un petit pertuis.

3e *Opération.* Avivement du pertuis ; fils de soie. *Guérison.*

La malade garde son urine pendant plusieurs heures ; elle vide volontairement sa vessie, et les règles s'écoulent par l'urèthre.

OBSERVATION XXI. — Otto-Spiegelberg, de Kœnigsberg. Berliner Klinische Wochenschrift, 1865, n° 36, p. 365.

R. S..., de Kowna, âgée de 20 ans, de petite taille, mais de conformation normale. Elle devint enceinte une première fois, l'accouchement fut régulier ; puis survint une seconde grossesse, et, au mois d'octobre 1864, après un travail de deux jours, elle fut accouchée au forceps. L'urine s'écoula involontairement, immédiatament après l'accouchement. A la fin de janvier, elle se rendit à Kœnigsberg, et deux opérateurs différents cherchèrent à fermer la fistule utéro-vésico-vaginale ; dans l'une de ces opérations, le péritoine fut intéressé, et l'intestin fit hernie ; mais aucun accident ne s'ensuivit.

Le 14 juin, je trouvai à 4 cent. 1|2 au-dessus du méat urinaire une fistule d'un pouce de diamètre, à travers laquelle la muqueuse vésicale faisait hernie. Les bords latéraux étaient tranchants et s'avançaient en forme de faux au-dessus du bord postérieur. Quant à ce dernier, il était constitué par une masse arrondie en forme de bouchon qui pénétrait dans la vessie, bouchon qui n'était autre que le col de l'utérus. La sonde pénétrait de 2 pouces 1|2 dans le col de l'utérus, et le corps de l'utérus était en rétroversion. La moitié inférieure de la paroi vaginale postérieure faisait prolapsus, et le rectum formait hernie dans le vagin.

En résumé, il y avait une fistule vésico-utéro-vaginale, avec destruction de la lèvre postérieure du col, et il ne fallait pas oublier que le péritoine avait été ouvert précédemment. Une réunion des bords de la fistule était impossible ; je devais forcément, en avivant le bord postérieur, intéresser le péritoine, et, en supposant que cet accident pût être évité, les points de suture auraient passé forcément par le péritoine, et probablement par l'intestin qu'on devait supposer adhérent en ce point. Aussi, je pris la résolution de boucher la fistule indirectement par l'oblitération du vagin en fixant la paroi vaginale antérieure à la partie supérieure de la paroi vaginale postérieure prolapsée.

Le 28 juin 1865, après avoir chloroformé profondément la malade, je fis l'opération. J'avivai la paroi vaginale antérieure au-dessous du bord antérieur de la fistule dans la largeur d'environ 1 centimètre, de manière à laisser subsister toute la portion uréthrale du vagin, puis j'enlevai toute l'épaisseur de la muqueuse durcie, plus une partie du tissu conjonctif sous-jacent. J'avivai largement aussi la paroi vaginale postérieure, à cause de l'hypertrophie notable des tissus. Trois artères saignèrent en ce point ; je dus en tordre deux et lier la troisième. Le temps le plus difficile fut l'avivement des parties latérales, vu leur flaccidité.

Sept points de suture en fil de fer furent appliqués à l'aide des aiguilles de Bruns et permirent d'oblitérer le vagin en attirant les parois vaginales l'une contre l'autre. Les trois sutures médianes traversaient d'outre en outre les parois, c'est-à-dire qu'elles étaient conduites à travers la vessie et le rectum. La réunion fut faite avec le nœud de Bruns.

L'opération tout entière dura deux heures ; la chloroformisation avait demandé une demi-heure, l'avivement une heure, l'oblitération du vagin une demi-heure. L'opération fut gênée par les efforts de la malade, des vomissements, et l'émission de matières fécales.

Après l'opération, j'appliquai une sonde à demeure, j'administrais de l'opium à forte dose les deux premiers jours, et seulement 10 gouttes de teinture opiacée prises en deux fois chaque jour suivant. Comme nourriture, des potages et du pain. Décubitus dorsal, les deux cuisses liées ensemble. Il ne survint presque pas de réaction ; deux fois par jour des injections d'eau chaude étaient faites dans la vessie ; jamais une goutte de ces injections ne sortit par le vagin.

La première selle ne se produisit qu'après lavement au 13e jour (11 juillet), époque à laquelle l'opérée répandait déjà depuis plusieurs jours une forte odeur de matières fécales. Je n'examinaila plaie qu'a près la première selle ; le 13e jour, les sutures étaient attirées profondément dans le vagin, mais elles étaient devenues plus lâches, par la rétraction de la cicatrice et étaient faciles à enlever. La plaie était fermée partout, la cicatrice solide et fortement rétractée. Distante d'au moins 5 centimètres du méat urinaire, mais descendant un peu plus à gauche qu'à droite, ce qui lui donnait l'aspect falciforme ; en faisant l'exploration par le rectum, on sentait la cicatrice sous forme d'une bride large d'environ 2 centimètres, et, au-dessus d'elle, on pouvait reconnaître le col de l'utérus. L'urine ne traversait nulle part la plaie, même lorsqu'on injectait avec force de l'eau dans la vessie ; l'urine s'écoulait même avec une certaine force de la sonde.

A partir de ce moment, je ne fis plus sonder la malade que par intervalle, je lui fis garder le lit encore deux jours.

Le quatorzième jour, elle avait déjà la sensation du besoin d'uriner ; à partir du dix-huitième jour (16 juillet) elle urinait à volonté comme une femme en bonne santé. Rien n'était changé quand j'abandonnai la malade, le 24 juillet ; elle gardait son urine plusieurs heures dans n'importe quelle position. Les règles n'avaient pas reparu depuis la dernière grossesse.

Remarque. — *L'oblitération transversale du vagin ne réussit d'ordinaire qu'après plusieurs opérations.* Je m'en suis aperçu chez deux malades que j'ai opérées à Fribourg. Dans l'un des cas, il resta une petite fistule qui résista à toutes les tentatives et donnait passage à l'urine. Dans l'autre cas, l'oblitération réussit; mais l'incontinence d'urine ne fut pas supprimée probablement parce qu'il ne restait qu'une faible portion de l'urèthre.

OBSERVATION XXII. — Fistule uréthro-vésico-vaginale. Destruction de la presque totalité de la surface antérieure du vagin, comprenant la vessie et l'urèthre. Oblitération de l'orifice interne de l'urèthre. Elytro-épisiorrhaphie. Succès (1).

Il s'agit ici d'une jeune négresse, âgée d'environ 16 ans, esclave de J. M. P., admise à l'infirmerie le 5 avril 1861. L'orifice du vagin étant très-étroit, on le dilata au moyen d'éponges; deux jours après, la malade se plaignit d'une grande douleur dans la région hypogastrique. Les éponges ayant été enlevées, on trouva le vagin fortement dilaté, mais présentant de nombreuses excoriations et un suintement sanguin à sa surface. Cela tenait évidemment aux éponges, qui s'étaient imprégnées d'urine décomposée. Le spéculum révéla non-seulement des désordres très-étendus, mais encore l'impossibilité d'appliquer notre méthode opératoire, vu la destruction des tissus. Tout ce qui restait de la paroi antérieure du vagin consistait dans un espace de 20 millimètres, lequel contenait le canal de l'urèthre, dont l'orifice interne était fermé et adhérait fortement à la symphyse pubienne. Il n'était donc pas possible de songer à fermer par des sutures une telle solution de continuité.

J'étais dans un grand embarras au sujet de la conduite que j'avais à tenir. Ce qu'il y avait de clair et de certain, c'est qu'il fallait agir d'une façon ou d'une autre. On ne pouvait pas songer à l'oblitération transverse du vagin, vu la destruction de la paroi antérieure et de la plus grande partie de l'urèthre. Il ne restait donc plus qu'à tenter l'oblitération du vagin au moyen de l'*épisiorrhaphie*, opération qui fut pour

(1) Extraite du traité de la fistule vésico-vaginale de M. Schuppert. Nouvelle-Orléans, 1866, p. 28.

la première fois proposée par Vidal de Cassis et exécutée deux fois par lui. Ce chirurgien n'y gagna il est vrai, qu'une réprobation universelle. Pourquoi ? Parce qu'il ne réussit pas.

Néanmoins, je résolus d'essayer à mon tour, bien que l'histoire de cette opération ne se composât que d'une série d'insuccès.

Après avoir chloroformisé la malade, j'ouvris l'urèthre avec un trocart, et j'y introduisis une sonde. Après avoir débarrassé les grandes lèvres du mucus qui les recouvrait, j'excitai complètement les petites lèvres et j'avivai circulairement l'orifice vaginal dans une longueur égale à celle de la paroi uréthrale subsistante. L'hémorrhagie fut considérable ; lorsqu'elle fut arrêtée, je mis en contact les parties avivées au moyen de sept sutures d'argent entrecoupées que je consolidai au moyen de larges crochets de plomb appliqués sur la face externe des grandes lèvres.

Je crois important de décrire en détail mon mode opératoire.

La femme fut placée à genoux, pendant que le ventre, la poitrine et la tête reposaient sur des oreillers. Ayant rafraîchi la face interne des grandes lèvres et ramené les petites lèvres au niveau de cette surface dénudée, j'avivai ensuite une portion de l'orifice vaginal, dans une étendue de deux centimètres. J'obtins ainsi une surface, qui, la réunion une fois faite, devait avoir de quatre à cinq centimètres de profondeur. Je plongeai ensuite une longue aiguille flexible dans le bord inférieur de la grande lèvre droite, dans un plan correspondant au méat urinaire, et je la promenai à travers les tissus, jusqu'à ce que sa pointe vînt sortir par le centre de la paroi postérieure de l'urèthre, juste au-dessus du méat.

L'aiguille fut alors chargée d'un fil d'argent, puis retirée de façon à laisser l'une des extrémités du fil dans le vagin. L'aiguille, débarrassée alors du fil, fut plongée dans la grande lèvre gauche, en un point correspondant à celui par où elle avait traversé la grande lèvre droite. Après l'avoir fait pénétrer à travers les tissus, je la fis sortir juste à l'endroit où passait le fil qui pendait hors de la paroi uréthrale : j'introduisis alors cette extrémité du fil dans le chas de l'aiguille, que je retirai. Grâce à ce moyen, j'avais formé une sorte de boutonnière, qui, une fois fermée, comprenait une profondeur d'au moins quatre centimètres. J'appliquai trois sutures semblables, traversant chacune la paroi postérieure de l'urèthre. Quatre autres sutures furent placées à des intervalles convenables et de manière à passer de chaque côté au-dessus de la surface dénudée du vagin. Je consolidai ensuite le tout par des crochets de plomb appliqués en dehors des grandes lèvres.

Pour m'assurer de l'occlusion complète j'injectai, une grande quantité d'eau dans la sonde : le liquide revint en totalité par la même voie. Pendant la nuit il y eut une légère accélération du pouls, mais pas d'autre accident. Aucune complication n'étant survenue, les sutures furent enlevées le quatorzième jour après l'opération, et l'on trouva l'oblitération complète. La femme garda le lit pendant la semaine suivante ; je supprimai alors la sonde à demeure, mais j'ordonnai à la malade de pratiquer le cathétérisme elle-même toutes les deux ou trois heures, elle pouvait, en effet, retenir son urine pendant tout ce temps, à condition de rester couchée.

Lorsque je lui permis de quitter le lit et de marcher, je constatai à ma grande satisfaction qu'il ne s'écoulait spontanément que quelques gouttes d'urine de temps à autre, tandis que le cathétérisme permettait d'en faire sortir trois à quatre onces. La malade resta à l'infirmerie jusqu'au 11 juillet, époque à laquelle son état ne s'était modifié sous aucun rapport. A sa sortie, qui eut lieu par conséquent trois mois après l'opération, on lui donna une sonde, en lui recommandant d'en faire usage plusieurs fois par jour et de ne pas laisser l'urine s'accumuler dans la vessie. Je n'ai pas eu de ses nouvelles depuis.

Nous devons l'observation suivante avec les considérations cliniques qui l'accompagnent à l'obligeance de M. le docteur Péan. Elle est extraite d'un ouvrage que va faire prochainement paraître l'habile chirurgien de Saint-Louis.

OBSERVATION XXIII. — Fistule vésico-utéro-vaginale. Oblitération
du vagin. Guérison.

Metz... (Anne), trente-sept ans, couturière, entre à l'hôpital le 16 décembre 1874, se plaignant d'incontinence habituelle d'urine.

Elle paraît de bonne constitution. Rien dans ses antécédents ne permet de supposer l'existence d'une diathèse héréditaire ou acquise. Réglée pour la première fois à seize ans, elle l'a toujours été régulièrement depuis cette époque. Bassin étroit. Première grossesse à trente-six ans. Accouchement difficile (assistée par une sage-femme) après un travail de longue durée. C'est depuis ce temps que la malade est atteinte de l'infirmité pour laquelle elle entre à l'hôpital. On la trouve dans l'état suivant : les grandes lèvres, la racine des deux cuisses et leur face interne, dans une étendue de quatre travers de doigt, présentent une coloration d'un rouge violacé, livide par place. Elle paraît due à l'irritation produite par le contact permanent de l'urine. Il n'y a toutefois ni éruption ni ulcération. La malade se plaint d'une sensation de chaleur, d'un prurit très-désagréable sur les téguments. Au voisinage de l'ouverture vulvaire, on trouve de petits dépôts calcaires incrustés sur la peau.

Par le toucher vaginal, on n'acquiert que des renseignements insuffisants sur la fistule. On s'aperçoit que la paroi antérieure du vagin est déprimée par la vessie qui venait faire saillie à ce niveau et constituer une sorte de cystocèle vaginale incomplète. La paroi postérieure est également déprimée par le rectum dilaté. Il y avait, entre les saillies rectales et vésicales, un véritable aplatissement du vagin, réduit à une sorte d'orifice rubané. A l'aide d'un large spéculum bivalve, on reconnaît que la lèvre antérieure du col utérin n'est pas entièrement détruite, mais elle présente un orifice linéaire, irrégulier et anfractueux, intéressant la paroi antérieure du vagin, dans une étendue de 0^m01. Du côté du vagin, on voit que cet orifice s'arrête dans l'épaisseur de la lèvre inférieure, et de ce côté il est impossible de faire passer une sonde soit dans la vessie, soit dans la cavité cervicale. Par contre, en introduisant une sonde par le col de l'utérus, on peut aisément passer l'extrémité libre de l'instrument dans la cavité cervicale, et on peut la sentir avec l'extrémité d'une sonde introduite dans la vessie. C'est par cet orifice utérin que l'urine s'écoule par le vagin.

26 décembre. On pratique l'oblitération du vagin.

27. L'opération amène la disparition complète de l'incontinence d'urine. Ce liquide passe par la sonde laissée à demeure dans la vessie. Pas de réaction fibrile. Etat général, appétit très-satisfaisants.

31. Même état, l'érythème des cuisses et des grandes lèvres disparaît. Enlèvement de deux fils.

10 janvier. Même état. On a enlevé de nouveaux fils. Nulle part les surfaces avivées et affrontées n'ont de tendance à se séparer.

22. On retire les deux derniers fils, et on remarque qu'ils avaient coupé la muqueuse. Malgré cela, l'oblitération est complète, et l'urine sort par sa voie naturelle, sans le secours de la sonde. Il n'y a plus aucune trace d'irritation sur les cuisses ou les organes génitaux externes.

La malade quitte l'hôpital.

Considérations cliniques. — La fistule vésico-utérine constitue une infirmité répugnante ; elle expose le malades à tous les inconvénients d'une irritation continuelle des organes génitaux externes et de la peau des cuisses, aux phlegmons circonscrits, aux érysipèles. Par conséquent,

Le Double. 7

sans menacer la vie, elle contribue à la rendre malheureuse et devient parfois la cause prochaine d'un danger grave. Il faut donc y remédier à tout prix.

L'oblitération du vagin à la partie supérieure est le traitement le plus sûr et le plus rationnel. Toutefois, on est obligé de reconnaître que cette opération présente un inconvénient très-sérieux : elle amène fatalement la stérilité. Mais rien ne dit que chez cette femme une grossesse n'eût pas été suivie d'accidents semblables à ceux qui se sont produits une première fois et ont mis sa vie en péril. Par conséquent, malgré la certitude de la stérilité dans l'avenir, l'opération est indiquée. La malade a été prévenue de cette conséquence, et elle a réclamé, malgré cela, l'opération.

Et d'ailleurs, lorsque l'oblitération du vagin est complète, le sang menstruel passe aisément par la vessie, et les malades ne se plaignent jamais de dysménorrhée.

Le manuel opératoire comprend deux temps principaux également importants :

1° Avivement pratiqué sur toute la circonférence du vagin, à 1 centimètre en avant du col ;

2° Sutures métalliques assez rapprochées pour maintenir affrontées les parties avivées.

Nous prîmes pour exécuter l'opération les précautions suivantes :

1° La malade fut endormie par le *chloroforme*;

2° On la coucha sur le lit à opération sur le côté gauche, la tête et la poitrine couchées en avant, la jambe gauche allongée, le bras droit maintenu dans l'élévation, afin que par son poids il ne mît point obstacle aux mouvements respiratoires. On reporta le bassin un peu en arrière, afin que le fond du vagin fût bien éclairé et placé directement en face de l'opérateur.

La vulve était maintenue dans l'écartement par les doigts d'un aide.

Afin d'obtenir le déplissement complet de la muqueuse vaginale, on introduisit un long spéculum de Sims, et avec un simple valve de Jobert, on put compléter la dilatation.

3° Pour l'avivement, ou se servit des pinces convenables et d'un bistouri courbe. Tous les instruments dont nous nous servons pour ces sortes d'opérations ont été faits ou modifiés sur nos indications, de manière qu'ils aient une très-grande longueur. Sans cette précaution, les mains de l'opérateur, placées trop près de la vulve, l'empêcheraient de voir l'action de ces instruments. On traça d'abord avec ce bistouri la ligne selon laquelle devait se faire l'avivement. Dans un second temps, on avive plus profondément en commençant par la partie déclive. On eut soin d'éviter une perte de sang, qui eût empêché de bien voir au fond du vagin, en plaçant une pince hémostatique aussitôt qu'arrivait un peu de sang.

4° Pour la suture, nous employons des aiguilles de diverses courbures et le chasse-fils ordinaire. Pour bien fixer la paroi vaginale et l'empêcher de fuir au moment du passage des fils, on passa le premier à peu près sur la ligne médiane et de façon qu'il ne comprît que la paroi antérieure. Pendant le reste de l'opération, ce fil servit, de même que ceux qui furent placés près de lui, à la fixer et à la maintenir tendue. Le côté opposé fut également tendu au moyen d'une pince, afin d'empêcher qu'il ne s'enroulât. On fit passer neuf fils métalliques, tordus au moyen du serre-nœud de M. Denonvilliers.

L'opération dura une heure en tout.

4° Nous plaçons ensuite une sonde à demeure maintenue à l'aide d'une rondelle de liége et de deux sous-cuisses élastiques.

Nous nous servons depuis une quinzaine d'années de sondes en caoutchouc ainsi maintenues pour remplacer les sondes métalliques, et nous en avons retiré les meilleurs effets pour fixer les sondes à simple ou double courant, destinées à faciliter l'écoulement du pus des abcès pelviens par le fond du vagin.

OBSERVATION XXIV (Personnelle). — Fistule vésico-vaginale compliquée traitée par l'oblitération du vagin.

G...., (Madeleine), âgée de 37 ans, née à Malan, département de la Haute-Saône, entre le 18 novembre 1874 à l'Hôtel-Dieu, salle Saint-Charles (service de M. le professeur Richet), pour se faire opérer d'une fistule vésico-vaginale.

Cette femme, née à la campagne et l'ayant toujours habitée, est d'une constitution robuste; elle n'a jamais eu de maladies sérieuses antérieures. Son père, sa mère, ses quatre frères, ses six sœurs vivent encore; toute cette nombreuse famille jouit d'une excellente santé.

Réglée à l'âge de seize ans, la première menstruation a été pénible. Depuis, les règles sont venues à époque fixe, sans interruption, leur durée s'est seulement modifiée; l'écoulement abondant, coloré, durait huit jours; depuis deux ans il ne persiste plus que trois jours.

A 25 ans, elle accoucha d'un enfant mâle, vivant; l'accouchement fut naturel, et les suites n'eurent aucune gravité.

A 28 ans, elle se maria. De ce mariage sont nés quatre enfants, trois garçons et une fille ; de plus, elle a eu trois fausses couches. Aucun des enfants ne survit ; un seul, le premier, est venu au monde vivant. Tous ceux qui vinrent à terme présentaient un volume exagéré de la tête et des épaules.

Voici l'ordre de succession de ces accouchements et de ces fausses couches :

Trois mois après son mariage, première fausse couche.

Un an après cette fausse couche, naquit à terme un garçon vivant. Les dimensions de la tête, bien que retardant l'accouchement, ne nécessitèrent aucune intervention. Il succomba à l'âge de 13 mois, à la suite de convulsions.

Pendant qu'elle allaitait, elle redevint de nouveau enceinte; elle atteignit sans accident le terme de sa grossesse et mit au monde une petite fille morte.

Dans les sept mois suivants, elle eut deux fausses couches ; la seconde fut accompagnée d'une hémorrhagie utérine assez abondante.

Il y a cinq ans, avant-dernier accouchement à terme. La femme avait des douleurs depuis quarante-heures, quand un médecin appliqua le forceps. L'opération se fit très-aisément ; l'enfant, du sexe masculin, fut retiré mort avec plusieurs circulaires du cordon autour du cou. Le retour des couches n'offrit rien de particulier.

Le 17 septembre 1873, elle accoucha de son dernier enfant. La durée du travail fut encore considérable ; elle ressentit les premières douleurs le samedi 13 septembre, à dix heures du soir, et l'accouchement se termina spontanément le mercredi matin 17 du même mois. L'enfant était comme macéré. Notons que, quelques jours avant son accouchement, elle avait fait une chute qui n'en avait pas hâté le terme.

Le mercredi soir, elle s'aperçut qu'elle était mouillée dans son lit. Les draps exhalaient une forte odeur urinaire, et le liquide qui les imbibait n'était pas coloré. Elle n'éprouvait aucun besoin d'uriner ; « il me semble, dit-elle à la sage-femme, que je perds mes urines par les parties. » Malgré les dénégations formelles de cette dernière, le doute ne lui était plus permis le lendemain matin. Les jours suivants, l'urine continua à couler par le vagin, la miction était complètement suspendue.

Six jours après la délivrance, elle éprouva des douleurs vives dans la région hypogastrique, avec irradiation dans les lombes, dans les cuisse et dans l'aine. La douleur était exagérée par le moindre mouvement, surtout par l'extension des cuisses, qui étaient écartées et fléchies sur le bassin. Pendant quatre mois, elle fut obligée de garder le lit, éprouvant dans le fond du vagin une sensation de brûlure, une douleur cuisante extrêmement pénible. Enfin elle put se remettre à travailler, mais elle éprouvait encore beaucoup de gêne. L'extension des cuisses était impossible, et elle était obligée de marcher le corps à demi-fléchi. L'écoulement de l'urine était involontaire ; toutefois tout le liquide ne s'écoulait pas par l'ouverture anormale, et il lui était possible de diminuer la quantité de liquide excrétée par le conduit génital en urinant souvent. Dans le décubitus dorsal, l'écoulement de l'urine était, non plus continu, mais pouvait être suspendu pendant un temps plus ou moins long. Au moment des règles qui continuaient à se montrer régulièrement, l'urine sortait par l'urèthre mélangée à du sang.

En décembre 1874, sur les conseils de son médecin, elle se décida à venir à Paris trouver M. le professeur Richet pour se faire traiter.

A son entrée à l'Hôtel-Dieu, le 18 décembre 1874, l'état général de cette femme est satisfaisant ; toutes les fonctions, sauf celle de l'appareil génito-urinaire, se font régulièrement.

Si nous examinons l'état des parties sexuelles, nous voyons que les grandes lèvres sont rouges, tuméfiées, œdémateuses, légèrement granuleuses Il en est de même des petites lèvres et de la fourchette. La face interne des cuisses est violacée, présentant quelques excoriations superficielles au niveau des sillons génito-cruraux.

Le contact des cuisses détermine une douleur si vive, que, pour se l'épargner, la femme évite de rapprocher les jambes et de se coucher sur le côté.

Si nous écartons les nymphes, nous voyons aussitôt jaillir de la vulve un flot de liquide fétide, phénomène dû à ce que l'urine, réfoulant en arrière la cloison recto-vaginale, s'accumulait pendant le décubitus dorsal dans le vagin. Dans cette situation les grandes lèvres accolées l'une à l'autre, ne laissent sourdre à l'extérieur que quelques gouttelettes, mais, si la distension des parois vaginales devient trop grande si la malade change de position, se lève, ou que l'on écarte avec les doigts les grandes lèvres, comme nous l'avons fait, on voit le même fait se reproduire.

Le toucher vaginal provoque de vives douleurs ; il permet de constater une disposition infundibuliforme du vagin qui semble aller en diminuant de largeur ; sa longueur est normale. La lèvre antérieure du col de l'utérus a disparu, ainsi que le cul-de-sac vaginal antérieur ; au point qu'ils occupaient se trouve l'extrémité la plus reculée de l'orifice fistuleux.

Il existe, en effet, à cet endroit, une ouverture faisant communiquer la vessie et le vagin ; l'extrémité du doigt pénètre aisément par cet orifice dans la vessie. Au devant de l'ouverture on trouve un petit bourgeon mollasse formé par la hernie de la muqueuse vésicale.

Nous faisons alors placer la femme d'abord appuyée sur les coudes et les genoux, l'abdomen soutenu par des oreillers (more bestiarum), et ensuite sur le côté, la jambe inférieure étendue, la jambe supérieure relevée et fléchie. L'application du spéculum de Sims dans ces diverses positions nous aide à préciser notre diagnostic sur la nature, le diamètre de la fistule, l'état des parties avoisinantes. Nous avons affaire à cette variété de fistule décrite par Jobert sous le nom de fistule vésico-utéro-vaginale profonde ; elle est circulaire, elle a à peu près la largeur du doigt médius ; ses bords vaginaux sont irréguliers et calleux.

Une sonde introduite dans l'urèthre arrive aisément dans la vessie. La longueur, le calibre, la direction de ce canal ne sont pas modifiés, mais le bec de la sonde rencontre rapidement les parois vésicales et se meut manifestement dans une cavité rétrécie.

En résumé, il existe à la place du cul-de-sac antérieur du vagin une sorte de cloaque en communication avec la vessie, la cavité utérine et le vagin.

Plusieurs causes s'opposaient au mode de traitement de la fistule par la méthode directe :

1° Le retrait de la vessie sur elle-même ;

2° La profondeur du siège de la fistule ;

3° Le rétrécissement du vagin plus marqué au niveau de la fistule ;

5° L'ancienneté de la maladie, la largeur de la perte de substance, l'induration des bords.

Pour toutes ces raisons, M. le professeur Richet se décida à faire l'oblitération vaginale.

Le lundi 16 mars, cette femme fut conduite au grand amphithéâtre de l'Hôtel-Dieu pour y être opérée. Elle fut couchée dans le décubitus latéral gauche, situation préférée par les Anglais. La fistule fut mise à nu par le spéculum de Bozeman. La femme, non chloroformée, fut maintenue dans l'immobilité la plus absolue par plusieurs assistants.

M. Richet n'utilisa pas la lèvre antérieure de la fistule, il fit son avivement environ un travers de doigt plus bas, à l'aide d'un ciseau courbe et du crochet de Sims ; il détacha un morceau de la muqueuse vaginale formant un cordon circulaire prenant son point de départ sur la paroi postérieure, puis gagnant la partie antérieure. L'avivement plat avec abrasion de la muqueuse avait 1 cent. et demi. Plus des deux tiers de l'avivement étaient faits, l'opération durait depuis une demi-heure quand une hémorrhagie en nappe survint. Il fut impossible de l'arrêter avec des injections d'eau froide, des applications de glace ou de déterger les surfaces cruentées avec des éponges. Le sang, d'un rouge brunâtre, aussitôt enlevé, réapparaissait et venait masquer le champ d'opération. Après une heure d'attente, M. Richet se décida à pratiquer un tamponnement avec de la charpie sèche et à remettre l'opération à un moment plus favorable.

La femme fut ramenée à la salle Saint-Charles, et on mit une sonde à demeure dans la vessie. Dans la journée, bien qu'elle n'eût pas pris de chloroforme, l'opérée eut plusieurs vomissements. Le soir, l'hémorrhagie cessait spontanément ; le pouls était à 110, la température 39°4. G.... Madeleine nous avoue que la veille de l'opération elle avait eu des vertiges et un malaise général que son ardent désir d'être opérée lui avait fait dissimuler.

Le 16. On laisse la malade se reposer.

Le 18. Elle est portée de nouveau au grand amphithéâtre de l'Hôtel-Dieu.

M. Herpin, externe du service, nous fournit quelques notes complémentaires sur cette seconde opération à laquelle nous n'avons pu assister. La malade fut placée cette fois sur les genoux, les jambes fléchies, le corps reposant sur un plan horizontal au lieu du plan incliné préconisé par MM. Herrgott et Simon. Le spéculum de Bozeman maintenant l'orifice vaginal légèrement distendu, il fut procédé à l'avivement de la portion restée intacte à l'aide de petits bistouris coudés. Quand il fut terminé et l'avivement ancien légèrement rafraîchi, on fit la suture à l'aide d'aiguilles courbes tubulées fixées au bout du chasse-fil de M. Collin. L'aréole d'avivement n'intéressait que la muqueuse et n'avait, nous le répétons, qu'un centimètre et demi. La suture fut unique, les fils d'argent au nombre de quatre furent placés dans le sens antéro-postérieur ou du grand axe du vagin et parallèlement l'un à l'autre.

La malade n'avait pas été endormie. L'opération tout entière dura une heure et demie, l'avivement avait demandé une heure et la suture une demi-heure.

Reportée dans la salle, la malade fut couchée sur le ventre, appuyée sur deux matelas placés en travers, laissant entre eux un intervalle suffisant permettant d'introduire un bassin pour recevoir l'urine. La malade eut la force et le courage de rester dans cette position jusqu'au lendemain matin. La sonde de Sims avait été placée à demeure.

Le 19. Pas de fièvre. État général bon. Cystite assez vive obligeant de retirer la sonde. Le cathétérisme est prescrit toutes les deux heures.

Le 20. La vessie retient bien les urines. Le cathétérisme est pratiqué régulièrement toutes les deux heures ; rien ne s'écoule par le vagin.

Le 21. Sommeil tranquille. Les douleurs vésicales diminuent et ne se manifestent plus qu'à la fin de la miction.

Le 22. La malade s'aperçoit à son réveil qu'elle est légèrement mouillée, elle exhale une odeur ammoniacale.

Le 23. Légère humidité matinale. Le cathétérisme est continué régulièrement et toutes les deux heures.

M. le professeur Richet étant absent, c'est le onzième jour après l'opération, le 29 mars, que, sur ma demande, M. Cusco enlève les fils. Ces fils sont oxydés, un seul est entouré d'un peu de pus, ce qui laisserait supposer une légère suppuration des tissus voisins cependant aucune goutte d'urine ne s'écoule dans le vagin. Pendant deux jours, le gonflement inflammatoire maintenant les parties en contact, on pouvait croire à la guérison. Dans la nuit du second jour, pendant le sommeil, l'opérée perd ses urines par la vulve. Une injection dans la vessie fait reconnaître un petit pertuis par lequel le liquide passe dans le vagin. On tente de remettre la sonde à demeure, mais sa présence détermine des douleurs extrèmement vives qui s'opposent à son maintien.

Il persiste un orifice fistuleux d'environ 0,01 cent. de diamètre, mais l'urine ne s'écoule que pendant la nuit et quand la vessie s'emplit au-delà de certaines limites, c'est-à-dire quand la malade est plus de trois heures sans uriner.

22 mai. Apparition des règles.

Les deux jours précédents, tiraillements dans les lombes, fièvre, anorexie, coliques. Les urines sont rendues mélangées de sang.

Le 23. La malade a de la fièvre, la région hypogastrique est douloureuse, ténesme vésical, il y a évidemment de la cystite. A chaque instant la malade rend du sang presque pur.

Le 24. Diminution des douleurs vésicales. Les urines reprennent leur coloration ordinaire.

Le 25. Tout est terminé, la malade est revenue à son état normal.

12 juin. On examine à nouveau la malade avec le spéculum. Elle ne perd ses urines par le vagin que toutes les trois heures si elle n'a pas la précaution d'uriner avant ce temps.

Le vagin présente à la partie supérieure un orifice circulaire assez semblable au diaphragme des lentilles des instruments d'optique, ayant 4 millm. dans tous ses diamètres ; en arrière de cet orifice, on voit une surface arrondie, rougeâtre, qui n'est autre que la face vaginale de la lèvre postérieure du col utérin déjeté en haut, venu s'adapter exactement sur la fistule pour l'obturer. Il est probable que le col utérin, prenant son point d'appui sur le vagin, a été entraîné lentement en haut par le tissu cicatriciel rétractile unissant la paroi antérieure du vagin à la paroi postérieure, pendant que l'utérus subissait une inclinaison en sens inverse vers le rectum. Le toucher rectal confirmait cette manière de voir. Dès lors on avait une explication satisfaisante de ce fait de la conservation des urines pendant trois heures. Ce laps de temps écoulé, la quantité d'urine renfermée dans la vessie suffisait pour déprimer le col et permettre ainsi à la petite quantité d'urine en excès de filtrer entre lui et la paroi vaginale antérieure.

C'est ce que j'ai pu vérifier à l'aide du spéculum, en examinant la malade au-delà du temps fixé pour la continence des urines ; le col n'était plus appliqué hermétiquement sur la perte de substance qui apparaissait alors d'une façon très-nette.

Le lundi 14. M. le professeur Richet, pour favoriser la rétraction du tissu cicatriciel et diminuer l'orifice de communication entre la partie supérieure et inférieure du vagin, cautérise au fer rouge les bords de cette ouverture.

Le 23. Nouvelle cautérisation au fer rouge.

Le 26. La malade ne souffrant en aucune façon, ne perdant plus ses urines que toutes les trois heures pendant le jour et pouvant les

garder pendant toute la nuit, se prétend guérie et demande sa sortie.
A ce moment persiste encore sur la ligne médiane du vagin un orifice
de 1 millimètre environ ; le pertuis vaginal a donc diminué de 3 millimètres depuis le 12 juin sous l'influence des cautérisations, et il y a
tout lieu d'espérer que la réunion des parois vaginales deviendra complète ultérieurement.

Le 28. Exeat.

M. Richet fit à cette femme, avant son départ, toutes les recommandations nécessaires pour qu'elle engageât son mari à ne pas
compromettre par une imprudence une guérison qui semblait assurée.

Épisiokleisis.

La première classe d'épisiokleisis est celle dans laquelle
les chirurgiens ne tiennent aucun compte d'une perte de
substance de la cloison recto-vaginale compliquant une
fistule vésico-vaginale, et même établissent, avant l'occlusion, un orifice de communication entre le rectum et le
vagin, s'il n'en existait pas primitivement.

La base de ce procédé, recommandé comme opération
régulière par da Costa Duarte, consiste à profiter du
sphincter de l'anus pour retenir les urines. L'ouverture
comprenant l'intestin rectum, située au-dessus du sphincter, doit être assez éloignée du point où le péritoine, en
doublant la face postérieure de l'utérus, se réfléchit sur la
face antérieure du rectum, c'est-à-dire du cul-de-sac péritonéal postérieur. Cet orifice doit avoir un diamètre assez
grand pour donner un libre passage aux sécrétions utérines vaginales, aux règles et aux urines.

Il est reconnu que le sphincter anal retient tout aussi bien, en s'y habituant, les liquides que les matières solides ; c'est ce qu'il est facile d'observer chez les opérés de la pierre par la taille recto-vésicale, et qui ont gardé une fistule ; l'urine s'accumule dans la dernière partie du gros intestin pour être expulsée à des intervalles plus ou moins éloignés, quand l'individu en éprouve le besoin. Duméril (1) appuyant à l'Académie son ami Berard, fit remarquer que les oiseaux n'ont pas de vessie, et que, chez eux, l'urine tombe dans le rectum. La réduction du rectum du vagin et de la vessie en une seule poche, n'est donc qu'une reproduction chirurgicale d'une disposition anatomique naturelle chez les oiseaux.

Les muqueuses vaginales et rectales s'accoutument aisément au contact d'une urine non stagnante. Ce liquide irrite plus la peau que les muqueuses protégées, par une sécrétion de mucus. Elles s'habituent non-seulement par analogie de structure avec la muqueuse vésicale, mais aussi par la force de l'habitude. Tout d'abord voici quelques faits qui prouvent que la muqueuse vaginale peut s'accoutumer au contact des matières excrémentitielles, lorsqu'elles passent du rectum dans le vagin, et peuvent y séjourner. Morgagni (2) rapporte l'observation d'une petite fille qui était née avec une imperforation de l'anus, et rendait ses matières fécales par la vulve. Par un exemple rare, même chez les personnes très-bien constituées, elle vécut cent ans.

Je crois devoir citer l'observation suivante communiquée par Velpeau à Jobert (3).

---

(1) Bulletin de l'Académie de médecine, 1845, t. X, p. 457.

(2) Morgagni. Du siége et des causes des maladies, lettre 31°, t. V, page 230.

(3) Jobert. Traité des fistules vésico-utérines. Paris, 1852, p. 256.

OBSERVATION XXV.

Une jeune femme, entrée à l'hôpital de la Charité, se plaignait que les matières fécales sortaient par le vagin. Elle était d'une bonne constitution, bien conformée. Elle ne s'est jamais aperçue de son infirmité jusqu'à l'époque de son mariage; elle l'attribuait à une rupture qui avait été produite pendant le coït : un examen attentif et plusieurs fois répété a permis de constater que, chez cette malade, il y avait absence complète de cloison recto-vaginale. On ne retrouvait pas le moindre vestige de déchirure. Malgré l'assertion de cette malade, le chirurgien pensa que cette disposition était congénitale, et que, si cette femme soutenait ne s'en être aperçue que depuis son mariage, c'était ou par dissimulation, ou parce qu'en effet, à cause de l'étroitesse de l'ouverture du vagin, les matières n'étaient retenues et n'étaient expulsées que par la défécation : dans un cas de ce genre, toute opération deviendrait impossible.

Quant au flux menstruel, il est tout aussi facile que son passage s'établisse par le rectum. Nous avons déjà transcrit l'observation de la femme à laquelle M. Simon fit l'occlusion du vagin avec rejet du col utérin dans le rectum, et chez laquelle la menstruation se fit régulièrement et sans inconvénient par l'ouverture anale.

Plusieurs autres observations, non moins authentiques, prouvent encore cette possibilité.

Louis, en 1754, dans une thèse devenue célèbre par les persécutions qu'elle attira sur son auteur, cite l'observation d'une fille dont le vagin s'ouvrait dans le rectum; la menstruation se faisait par cette voie. Marc (Dictionnaire des sciences médicales) signale un cas du même genre.

Portal (1) donne l'histoire d'une femme chez laquelle il existait seulement une très-petite ouverture pour l'émission des urines. Elle devient grosse, ayant toujours été

____

(1) Portal. Précis de chirurgie pratique, t. II, p. 745.

réglée par l'anus. Le vagin communiquait donc à l'extérieur ainsi que dans l'état normal, en même temps qu'il
s'ouvrait dans le rectum comme dans les cas précédents.

L'observation de Baker-Brown, que nous publions plus
loin, démontre péremptoirement que le vagin supporte
les matières fécales et l'urine ; et le rectum les urines et
les règles.

*Episiokleisis avec formation d'un diverticulum rectal par
lésion primitive ou pathologique de la cloison recto-vaginale.* —
Dans cette opération, le premier soin du chirurgien doit
être d'obturer le méat urinaire ; l'urèthre, s'il existe encore,
étant le plus souvent réduit à cet orifice. On y arrive aisément par des cautérisations successives de son pourtour,
ou par l'avivement avec l'application de quelques points
de suture. On empêche ainsi toute incontinence d'urine
par la vulve. Il n'est pas beaucoup d'exemples d'opérations
de ce genre ; cela tient, sans doute, d'une part, à l'excessive
rareté d'une double fistule recto-vaginale et vésico-vaginale, et d'autre part à la nécessité qu'il y a pour l'opérateur que ces fistules soient compliquées de désordres tellement graves qu'il ne puisse espérer débarrasser la malade
de sa triste infirmité que par ce procédé.

Procédé de Baker-Brown. — M. Baker-Brown a été à
même de faire cette opération sur une femme atteinte de
fistule recto et vésico-vaginale compliquée d'une oblitération presque complète du vagin et de la destruction du
col de la vessie et de l'urèthre. Avant d'obtenir la guérison,
il fallut quarte séances opératoires.

1re *opération*, le 4 avril 1860 : Suture profonde au moyen de trois
plumes d'oie réunies par des cordes, et onze sutures métalliques placées superficiellement. La plaie se cicatrise dans l'étendue de trois
pouces, et il ne reste qu'un pertuis près du méat urinaire.

2º *opération*, par le procédé de Bozeman, le 15 mai : Six points de suture, déchirure de la cicatrisation par les efforts de la malade; amélioration.

3e *opération*, le 20. Deux sutures profondes et trois superficielles, le pertuis se réduit, mais persiste. Cautérisation avec le fer rouge.

4º *opération*, le 27 juin. Trois sutures d'argent, le pertuis persiste, il se ferme spontanément quelque temps après la sortie de la malade du service.

Malgré les entraves multiples qu'elle a voulu apporter à sa guérison, de son peu de soumission aux ordres du médecin, cette femme a guéri, et elle est restée dans de si bonnes conditions, que les gardiens de la paroisse ont décidé de cesser de lui donner des secours comme malade, sachant qu'elle n'avait plus besoin de charité et qu'elle pouvait travailler pour vivre.

Ce fait, dans lequel la malade rend les matières fécales et l'urine par le rectum, nous donne un consolant espoir de pouvoir dorénavant de venir en aide à de pauvres malades, autrefois incurables.

Remarque. — Dans la *Gazette des hôpitaux* de 1853, nous avons été assez heureux pour retrouver une observation de M. Maisonneuve qui a beaucoup de rapport avec celle de Baker-Brown. Chez cette malade, comme chez la précédente, les urines et les matières fécales sortaient par le vagin, mais la perte de substance de chacune des cloisons vaginales était plus élevée, aussi M. Maisonneuve, au lieu de l'occlusion vulvaire, fit-il l'occlusion vaginale. Nous n'avons pas cité cette observation au chapitre de l'occlusion vaginale, parce que les détails de l'observation et ses résultats manquent dans la *Gazette*, et que nous n'avons pu les trouver ailleurs. Baker-Brown n'a donc été que le second à pratiquer l'occlusion génitale pour remédier à une double fistule recto et vésico-vaginale.

OBSERVATION XXVII.

Une femme âgée de 23 ans, primipare, était accouchée dans les premiers jours du mois de mars 1853; l'accouchement fut long et laborieux ; la tête de l'enfant resta pendant quatre jours enclavée au détroit supérieur et ne put être dégagée qu'avec des efforts considérables. Par suite de la pression prolongée que la tête exerça d'une part sur le rectum au niveau de l'angle sacro-vertébral et d'autre part sur la vessie au niveau du pubis, ces deux régions furent frappées de gangrène dans une étendue considérable.

Après la chute des eschares et la cessation des accidents inflammatoires consécutifs, alors que toutes les parties étaient cicatrisées, M. Maisonneuve reconnut que le bas-fond tout entier de la vessie était détruit; que la paroi vaginale manquait dans une étendue considérable et que l'utérus était comme perdu au milieu du tissu inodulaire. Les urines et les matières fécales avaient cessé complètement de couler par leurs orifices naturels et sortaient entièrement par le vagin. En présence d'un pareil délabrement, toute tentative opératoire destinée à réparer les pertes de substance fut reconnue impossible. Aussi M. Maisonneuve pratiqua, le 12 mars 1853, l'occlusion du vagin.

Episiokleisis avec diverticulum rectal par lésions secondaires, ou chirurgicales de la cloison recto-vaginale. — Cette opération n'a pas été pratiquée, que je sache, ailleurs qu'à l'hôpita Cochin par M. Maisonneuve. En 1862, M. Ignacio Da Costa Duarte, dans une thèse soutenue en Belgique, alors qu'il soignait une jeune femme atteinte de fistule vésicovaginale très-compliquée, dit qu'il se propose de fermer la vulve et d'établir une ouverture au-dessus du sphincter pour l'écoulement des urines. Il décrit largement les lésions qui l'engagent à faire cette opération, et un procédé opératoire dont nous rendrons compte. Nous ignorons si M. Da Costa Duarte, se conformant aux préceptes qu'il a posés, a accompli son opération, et quels en ont été les résultats A propos de cette thèse, nous ne saurions reconnaître que ce chirurgien ait été, comme il le dit, le premier à proposer cette opération, nous ne saurions davantage nous incliner devant cette déclaration, « de n'avoir rien trouvé dans les auteurs. »

En 1836, Jobert avait proposé une opération identique.

En 1845, Bérard, dans une réponse aux académiciens qui lui objectaient que la présence de l'urine dans le vagin empêcherait la cicatrisation disait :« En supposant que les urines tendent nécessairement par leur présence à r'ouvrir la voie qu'on veut leur fermer, ne serait-il pas permis de leur frayer une route temporaire, en pratiquant la ponction de la vessie par le rectum'?

En 1851, M. Maisonneuve, faisait cette opération à l'hôpital Cochin, par conséquent onze ans avant qu'elle fût proposée par M. Da Coste Duarte.

Procédé de M. Maisonneuve. — M. Maisonneuve infibula la muqueuse vulvaire comme Bérard avait infibulé la muqueuse vaginale. Il la refoula en haut et réunit les parties avivées par des points de suture enchevillée. L'urèthre étant détruit, il laissa une sonde à la partie supérieure de la vulve. Le quatrième jour, il enleva les fils, la réunion persista. Il plaça alors un obturateur à robinet, que la malade ne put supporter. Quatre mois après, il créa une fistule recto-vaginale et compléta à l'oblitération vulvaire. Comme la malade endurait mal toutes les manœuvres opérées par le rectum, il laissa se fermer la fistule recto-vaginale, et ouvrit une fistule au centre du périnée en ponctionnant en outre le rectum et le vagin et en introduisant par cette ouverture une sonde en gomme élastique.

OBSERVATION XVVIII.

Dans ce cas, il s'agit d'une femme de 30 ans, entrée à l'hôpital Cochin le 12 décembre 1850.

Cette femme présentait comme particularité : 1o un vagin étroit dans toute son étendue, rétréci par des brides multiples résultant de larges pertes de substances cicatrisées ; 2° un utérus fixe et immobile dans le bassin ; 3° un col complètement effacé et ne pouvant plus être reconnu ; 4° d'avant en arrière, le bas-fond de la vessie et l'ouverture étaient détruits depuis le fond du cul-de-sac vaginal jusqu'à un centimètre du méat urinaire ; 5° sur les côtés, la vessie se confondait avec les parties dures du bassin, de sorte que l'on ne pouvait même pas saisir un relief au pourtour de cette vaste perte de substance.

Une première opération, faite en présence de MM. Nélaton et Michon, ayant pour but le rapprochement des bords de la fistule, est suivie d'une amélioration qui ne persiste pas. Une deuxième opération est tentée au mois d'avril 1851, mais sans plus de résultat.

La malade quitte l'hôpital et y revient le 14 octobre 1851, décidée à tout entreprendre pour se guérir.

M. Maisonneuve eut alors l'idée de faire l'occlusion de la vulve, dans la pensée qu'en rétrécissant l'orifice vulvaire, de manière à ne lui laisser qu'un centimètre environ d'étendue, il pourrait adapter un obturateur, susceptible à la fois de retenir les urines et d'en permettre l'évacuation.

Pour cela, il aviva dans les trois quarts inférieurs le pourtour de l'orifice vulvaire en disséquant la membrane muqueuse par en bas, seulement de manière qu'elle restât continue à la muqueuse vaginale et il la refoula en haut. Il rapprocha ensuite les parties avivées et les maintint réunies au moyen de la suture enchevillée. Comme l'urèthre était détruit, il laissa une sonde dans la partie supérieure de la vulve.

Au bout de quatre jours, il enleva les fils ; la réunion était opérée et se maintint depuis solidement. A l'aide d'un simplement tamponnement, la malade pouvait aller et venir dans les salles sans être notablement incommodée.

Sur les instances de la malade, M. Maisonneuve plaça un obturateur à robinet ; mais il ne put être supporté.

Il songea alors à compléter l'oblitération vulvaire et à établir une fistule recto-vaginale de la sorte la malade aurait pu rendre les urines à volonté; mais le rétrécissement successif de l'orifice fistuleux rendit nuls les premiers bienfaits de l'opération ; comme la malade supportait impatiemment toutes les manœuvres opérées par le rectum il crut avoir trouvé la solution du problème en laissant se fermer la fistule recto-vaginale et en ouvrant une fistule au centre du perinée.

Le 25 février 1852, il pratiqua une ponction entre le rectum et la vulve oblitérée, et introduisit par cette ouverture une sonde de gomme élastique.

Malheureusement cette opération, si simple dans son exécution, donna lieu à des accidents terribles de phlébite et la malade succomba le 3 mars 1852.

A l'autopsie, on reconnut l'existence d'une pleurésie aiguë du côté gauche, accompagné d'abcès métastatiques dans les deux poumons Les organes génito-urinaires étaient dans l'état le plus satisfaisant, sauf un petit abcès qui s'était formé dans le tissu cellulaire du périnée, au voisinage de la ponction. Sur les pièces présentées à la Société de chirurgie, le 14 avril 1852, on constate : 1° l'occlusion parfaitement solide de la vulve ; 2° l'existence d'un petit pertuis fistuleux entre le vagin et le rectum. On reconnaît, du reste, que la membrane muqueuse du vagin, ainsi que celle de la vessie et du rectum, est parfaiment saine et n'a nullement souffert du contact prolongé.

Procédé de Da Costa Duarte (1). — Appelé à traiter la nommée Jacquina (Marie), âgée de 19 ans, mariée, et qui, à la suite d'un accouchement avec un travail très-long, avait eu une fistule vésico-vaginale, ce chirurgien trouva les désordres suivants : rupture de paroi antérieure du vagin , oblitération de l'urèthre , section complète d'une partie de ce canal, déplacement de la vessie et prolapsus de cet organe dans le vagin. En outre, il y avait un raccourcissement du vagin, une constriction de la partie de ce conduit qui embrasse le col de l'utérus, et une rétroversion de la matrice. Convaincu qu'il n'est pas possible de trouver, dans les limites de la science, les moyens de remédier à tant de maux, M. Da Costa Duarte propose, dans des cas aussi compliqués, ce qui suit.

Il conseille de faire une ouverture au-dessus du sphincter anal, ouverture pas trop élevée pour ne pas blesser le péritoine du cul-de-sac utéro-rectal, assez large pour donner passage à tout écoulement liquide. On doit attendre la cicatrisation des bords de cette ouverture, qui doit rester arrondie et avec perte de substance. Ceci obtenu, il faut aviver convenablement, avec un bistouri, l'orifice du vagin, sur toute la circonférence, et le suturer en passant cinq ou six fils de lin. Chaque anse dé fil est doublée et cirée; il lui fait traverser les tissus à l'aide d'une aiguille de son invention, mais qui se rapproche beaucoup des aiguilles à staphylorraphie employées en France. La suture passe près du bord externe de l'avivement du vagin, et sort au tiers postérieur de la surface avivée. Il termine l'opération en liant les fils sur deux cylindres de spara-

(1) Instituto de Coimbra, n° du 11 février 1862, p. 234.

drap, ou sur des tuyaux de plume, comme pour la suture emplumée.

Episiokleisis total, sans diverticulum rectal, avec conservation d'une portion d'urèthre. — L'existence d'une très-grande étendue n'est pas nécessaire pour rendre l'opération possible, la persistance seule du méat suffirait ; mais il est bien évident qu'on aurait alors une incontinence d'urine, à laquelle il faudrait pallier par l'application de certains obturateurs. L'opération sera du reste d'autant plus profitable que l'urèthre sera plus long. Comme l'urine doit sortir par son conduit naturel, si celui-ci était oblitéré, rétréci, dévié, il faudrait corriger ces états pathologiques. Rendre la perméabilité à l'urèthre ou au meat, avant d'aviver la vulve, est ici indispensable.

Cette occlusion vulvaire a été pratiquée : une fois par M. Verneuil, elle échoua.

Deux fois par M. Benjamin Anger. Il fit une première opération à l'Hôtel-Dieu, alors qu'il suppléait M. le professeur Richet. Il réussit à guérir la malade, et depuis six ans sa malade n'est plus affligée d'aucune infirmité. Le cas a été soumis à l'Académie dans la séance du 13 avril 1875. Sa seconde opération, faite à peu près dans les mêmes conditions, à l'hôpital Lariboisière, a eu un résultat absolument négatif (1).

Une fois par M. Schuppert avec un plein succès.

Une fois par M. Le Dentu sans succès.

Une fois par M. Simon (2). Au bout de sept ans, une pierre se forma dans le vagin, et ulcéra la cicatrice. M. Simon sutura à nouveau la vulve : la malade mourut le dixième jour de l'opération. Dans les *Annales de gynécologie* est cité aussi le cas d'une dame russe à laquelle un chirurgien allemand, dont le nom est passé sous silence, a fait l'épisiokleisis.

(1) Communication orale.
(2) Annales de gynécologie, n° du 15 septembre 1875.

Deux fois par M. Billroth (1). Sa première opérée mourut, le dixième jour, d'un phlegmon gangréneux de la vulve. La seconde guérit, mais, comme chez elle, l'urèthre était détruit presque en totalité, il se déclara de l'incontinence d'urine. M. Karl Gussenbauer imagina pour cette opérée, un appareil obturateur, qui rendit l'opération profitable.

En résumé, 9 observations, comprenant 5 succès, 3 échecs et une mort.

OBSERVATION XXIX. — Fistule vésico-vaginale traitée par l'épisiorraphie, par M. Benjamin Anger.

Au mois de septembre 1867, suppléant M. le professeur Richet dans son service chirurgical de l'Hôtel-Dieu, je reçus à la consultation une femme âgée de cinquante-six ans, depuis longtemps atteinte d'une fistule vésico-vaginale. Cette femme est revenue ces jours derniers dans le service pour que nous puissions constater que la guérison, datant déjà de plusieurs années, s'était maintenue.

Un premier examen ne montra que les urines s'écoulaient sur les fesse et sur les cuisses, ce qui avait déterminé un érythème considérable. Une sonde introduite par le méat urinaire dans le canal de l'urèthre pénétrait dans le vagin, après avoir parcouru une distance 2 à 3 centimètres, et la cloison vésico-vaginale manquait par conséquent dans la plus grande partie de son étendue.

La destruction de la cloison vésico-vaginale, qui était complète, avait été produite pendant le travail de l'accouchement.

Madame F. (qui accouchait alors pour la huitième fois) était âgée de trente-sept ans ; la tête de l'enfant séjourna pendant longtemps à la vulve, et le médecin appelé dut employer le forceps et pratiquer avec les plus grandes difficultés l'extraction d'un enfant mort.

Les urines passèrent par la fistule, le jour même de l'accouchement ; des vomissements apparurent et la malade paraît avoir eu tous les symptômes d'une péritonite intense ; elle guérit et put se lever après un séjour au lit de cinq à six semaines, depuis la santé générale s'est parfaitement rétablie, mais cependant les règles n'ont jamais reparu

L'urèthre ayant disparu dans presque toute sa longueur, ainsi que la plus grande partie de la cloison vésico-vaginale, et, d'un autre côté,

(3) Communication de M. Karl Grussenbauer, assistant du professeur Billroth.

le vagin étant presque partout transformé en tissu de cicatrice, il ne me parut pas possible d'entreprendre une opération régulière consistant en une suture oblitérant la fistule ou même le vagin d'après le procédé de Vidal (de Cassis), et je dus penser à intervenir d'une autre façon.

L'opération suivante fut exécutée à l'Hôtel-Dieu en septembre 1876 ;

Un avivement pratiqué, à droite et à gauche de l'orifice du vagin, permit de réunir les deux moitiés droite et gauche de cet orifice ; puis une douzaine de points de suture métallique furent passés dans les lèvres des plaies ainsi obtenues, de façon à déterminer l'occlusion complète du vagin. J'avais eu soin d'introduire mes sutures à trois centimètres de la surface avivée, de façon que les fils, comprenant une grande épaisseur de chairs, pussent rester très-longtemps en place, sans cependant couper les lèvres de la plaie.

Cette plaie parut complètement réunie pendant quelque temps et les fils furent divisés vers le quinzième jour. Il nous fut facile de reconnaître alors que la réunion n'avait été obtenue que dans la moitié postérieure de la suture ; le vagin était donc rétréci, mais non oblitéré.

J'annonçai aux élèves qui suivaient ma visite qu'il ne fallait point mal augurer du succès imparfait de cette première opération, et que, du moment où les portions avivées étaient réunies dans la plus grande partie de leur étendue, le travail de cicatrisation pourrait arriver à compléter ce qui était si bien commencé.

Quelque temps après, M. le professeur Richet, ayant repris son service, m'engagea à continuer cependant à faire subir à ma malade les traitements qui me paraîtraient nécessaires. Deux mois après l'opération décrite plus haut, je pratiquai, avec le concours de ce chirurgien, une cautérisation du pourtour de la plaie avec un fil de platine rougi à l'aide de l'électricité ; mais la guérison n'était point encore complète, et, si les urines ne passaient plus en totalité par le vagin, la plus grande partie suivait encore cette route, le reste s'écoulant par le méat urinaire.

Mme F. quitta l'Hôtel-Dieu au mois de janvier 1868, non encore entièrement guérie, et, après quelques mois de séjour en ville, elle me pria de la faire entrer dans un service d'hôpital. Elle fut admise dans le service de notre excellent maître et ami M. A. Desormeaux, chirurgien de l'hôpital Necker, qui voulut bien la garder jusqu'à sa guérison complète. Pendant trois mois ce chirurgien distingué pratiqua, avec le nitrate d'argent, des cautérisations qui amenèrent enfin une oblitération complète de l'orifice du vagin. Le traitement avait duré dix mois.

Les urines passent maintenant par le canal de l'urèthre. La miction s'effectue sans aucune difficulté et sans aucune douleur, il n'y a point d'incontinence.

M. F. est revenue plusieurs fois dans différents services dont j'étais chargé comme chirurgien du bureau central ; elle a séjourné pendant un mois à la Pitié pendant que je faisais l'intérim du professeur Trélat en 1869 ; puis enfin, l'année dernière, elle est restée quelques semaines dans mon service chirurgical de l'hôpital Saint-Antoine. Il m'a été permis de constater, à trois ans d'intervalle, que la guérison s'était parfaitement maintenue.

L'état des organes génitaux externes a été dessiné d'après nature en 1869 par M. le docteur Malassez, alors interne du service. En arrière du méat urinaire, on remarque un espace de la grandeur d'une pièce de un franc, qui n'est bien visible que quand on écarte les grandes lèvres. Cet espace, de la dimension indiquée, est formé d'un tissu rougeâtre peu sensible, donnant à la pression du doigt la sensation d'un tissu parcheminé. Ce tissu correspond à l'orifice vaginal qui se trouve ainsi complètement oblitéré par une sorte de membrane hymen formée d'un tissu cicatriciel des plus denses.

OBSERVATION XXX (1). — Fistule vésico-uréthro-vaginale. Orifice du vagin presque oblitéré. Opération pratiquée dans le but de compléter l'occlusion. Succès complet. Passage des menstrues par l'urèthre.

F. M... âgée de 34 ans, femme d'un émigrant, arriva ici au mois de juin 1858. Quatorze jours après son arrivée, elle entra pour la première fois en travail. Ses moyens ne lui permettant pas d'avoir recours à un médecin ou à une sage-femme, ce fut une de ses amies qui se mit à sa disposition dans cette circonstance. Après quatre jours de travail, elle accoucha d'un enfant mort, qui s'était présenté par la siége. A partir de ce moment, les urines s'écoulèrent par le vagin, et les douleurs furent vives après la délivrance.

En examinant les parties, je trouvai l'orifice du vagin presque fermé. Du côté du périnée existait une fissure sémilunaire de 20 millimètres de longueur. Une sonde d'homme, introduite dans l'urèthre, pouvait être facilement ramenée en dehors à travers cette ouverture. En poussant mes investigations, je constatai des désordres considérables ; il y avait destruction de la plus grande partie de la cloison vésico-vagi-

(1) Traité de la fistule vésico-vaginale de M. Schuppert. Nouvelle-Orléans, 1866, p. 28.

nale, ainsi que d'une portion de l'urèthre. Dans ces circonstances, je
pensai qu'il était indiqué de compléter ce que la nature avait commencée déjà, à savoir l'occlusion de l'orifice vaginal.

Mon projet ne rencontra d'objections sérieuses ni de la part de la
femme, ni de celle du mari.

Le 14 août, après avoir évacué la veille les urines, j'avivai les bords
de la fissure dans une étendue de cinq millimètres. L'avivement fut
pratiqué avec le plus grand soin, de façon à conserver la plus grande
épaisseur possible. Ayant ensuite introduit l'index gauche dans le rectum, je fis entre le vagin et le rectum une incision de quinze millimètres de profondeur et d'une longeur correspondant à celle de la
fissure, en prenant toutes les précautions pour ne pas intéresser l'intestin. Je voulais ainsi rendre plus mobile l'extrémité postérieure de
la fistule et ensuite prévenir toute action nuisible du sphincter et du
releveur de l'anus, une fois la réunion des bords opérée. Dans la plaie
que je venais de faire, j'introduisis une mince plaque de plomb, dans
le but d'empêcher une réunion trop rapide des parties divisées. La
fistule fut alors fermée au moyen de cinq sutures d'argent. J'introduisis dans l'urèthre une sonde, que j'y laissai dix jours; au bout de ce
temps, après avoir enlevé les sutures, je constatai que la fistule était
enièrtemnt fermée, j'enlevai alors la plaque de plomb, et je laissai
la plaie se cicatriser. Ma malade ayant perdu son mari de la fièvre
jaune, elle s'en alla à Cincinnati chez une de ses sœurs. En février 1859,
je reçus d'elle une lettre, où elle me disait que sa menstration, très-
régulière d'ailleurs, se faisait par l'urèthre, et qu'elle n'en éprouvait
aucun inconvénient.

OBSERVATION XXXI (1). — Vaste perte de substances de la cloison
vésico-vaginale. Oblitération de la vulve. Insuccès.

R... (Joséphine), âgée de 22 ans, femme petite et de faible constitu
tion, est entrée dans le service de M. Verneuil au mois de juillet 1868.
A 20 ans, elle eut une première grossesse, qui se termina au sixième
mois par un avortement. A 22 ans, elle devint de nouveau enceinte ;
cette fois, l'accouchement se fit à terme. Le travail fut long ; l'enfant
resta, dit-elle, huit heures au passage ; cependant, on ne recourut ni
au forceps ni à la version. Pendant les dix premiers jours qui suivirent la délivrance, elle eut de la rétention d'urine. Ce n'est qu'à ce
moment qu'elle commença à perdre par le vagin. A la suite d'une
injection, une eschare considérable se détacha, et, depuis lors, elle

____

(1) Thèse Ferrand, p. 93.

n'a cessé d'être constamment mouillée par l'urine. Jusqu'au mois de juillet, elle resta chez elle, se remettant des suites de son accouchement et ne faisant que des injections.

A son entrée à Lariboisière, on constate l'état suivant : la santé générale est assez mauvaise ; la malade présente un teint pâle ; elle se plaint de douleurs névralgiques, disséminées dans différents points.

Examen local. Les parties génitales externes et les cuisses sont le siége d'éruptions urineuses. L'entrée du vagin reste béante, l'urine s'en écoulé constamment, quelle que soit la position de la malade. En introduisant le doigt dans ce cloaque, on trouve, à 0,03 centimètres environ de l'entrée, une bride fibreuse dure, saillante, dont la concavité est tournée en arrière, puis on tombe dans une vaste poche qui est constituée par la vessie. En même temps, les parois latérales du vagin, calleuses, immobiles, ne peuvent se déplacer sous le doigt.|

L'examen au spéculum fait reconnaître que ces parois sont adhérentes aux os du bassin, avec lesquels elles sont fusionnées.

La perte de substance de la cloison a les dimensions d'une pièce de 5 francs environ ; elles est bordée en arrière par une bride analogue à celle qu'on rencontre en avant, plus dure et plus saillante encore que la première. C'est en vain qu'on cherche, avec le doigt, à faire glisser les parties latérales du vagin ou les restes de la cloison, pour oblitérer la brèche ; tous ces tissus immobiles ne se prêtent à aucun déplacement. Le col de l'utérus est en partie détruit ; il est remplacé par des mamelons informes. Le corps de l'organe est peu mobile et se laisse difficilement attirer en avant. La vessie fait hernie à travers la fistule et se présente sous forme d'une tumeur rougeâtre, douloureuse au toucher, et saignant au moindre contact. L'urèthre est rétréci ; il admet à peine une sonde cannelée ; au niveau du col de la vessie, le rétrécissement est presque complet. En outre, ce canal est dévié en haut et à droite.

En présence d'un cas aussi compliqué, il n'était pas possible d'entreprendre la suture ; M. Verneuil se décida à recourir à l'oblitération de la vulve. La malade et son mari furent instruits de ce projet et des conséquences forcées de l'opération. Ils se soumirent à cette terrible ressource.

Préalablement, l'urèthre fut dilaté au moyen de bougies de calibre varié. La malade fut soumise à un régime tonique, et ce ne fut qu'après plusiers mois de ce traitement qu'elle fut opérée, le 4 novembre 1868.

Description de l'opération. La malade fut couchée sur le dos, dans la

position de la taille, et soumise aux inhalations chloroformiques.
Deux aides soutinrent les cuisses.

Premier temps. Avivement. A 0,015 milimètres environ de l'anneau
vulvaire, M. Verneuil traça avec la pointe du bistouri la limite postérieure de l'avivement, puis commença, sur les parties inférieure et
latérale, l'excision de la muqueuse, qu'il enleva soit avec le bistouri,
soit avec les ciseaux. Au niveau de la paroi supérieure, ce temps présenta des difficultés assez sérieuses : d'abord, le peu d'épaisseur de la
cloison uréthro-vaginale forçait l'opérateur à n'enlever qu'une couche
très-mince de muqueuse ; de plus, la vessie se précipitait pour ainsi
dire sur le bistouri à chaque mouvement respiratoire. On fut forcé de
la maintenir réduite, soit avec des instruments introduits dans le
vagin, soit avec le doigt. L'avivement eut environ 0,015 de largeur.
Quand il fut terminé et vérifié complet, on pratiqua la suture.

Deuxième temps. Suture. A 1 demi-centimètre environ de la limite
d'avivement, et d'avant en arrière, au-dessous du méat, M. Verneuil
passa le premier fil au moyen de l'aiguille tubulaire. La vessie fut
refoulée par le chirurgien, qui introduisit son doigt au niveau du col
vésical, pour diriger l'aiguille ; celle-ci sortit à quelques millimètres
au delà de la surface cruentée. Comme il était impossible de faire
parcourir au fil le même chemin d'arrière en avant dans l'épaisseur
de la lèvre inférieure, M. Verneuil eut recours au procédé indiqué
par Bérard pour la staphylorrhaphie. Une petite aiguille chargée d'un
fil de soie double, dont l'anse est placée près du chas, pénétra dans
cette lèvre. Arrivée au delà de la surface avivée, elle fut retirée ; l'anse
du fil, dégagée, servit à recevoir le fil métallique tordu en crochet. Il
suffit, dès lors, de retirer le fil de soie pour entraîner à sa place le fil
d'argent.

Six fils furent placés de la même façon.

Troisième temps. Affrontement et fixation des sutures. Pour affronter
les parties réunies, un doigt introduit dans le rectum souleva la cloison recto-vaginale, jusqu'à ce qu'elle fût arrivée au contact de l'urèthre et de la demi-circonférence supérieure du vagin. Chacun des fils
fut ensuite maintenu à l'aide d'un tube de plomb écrasé. La ligne de
suture formait une courbe à concavité supérieure.

Après l'opération, une sonde fut introduite dans l'urèthre ; on reconnut qu'aucun fil n'avait traversé la cloison. La vessie contenait
une certaine quantité d'urine qui fut évacuée.

La malade fut reportée dans son lit. Elle garda la sonde à demeure
et fut soumise au traitement ordinaire des opérées de fistules vésico-
vaginales. Pendant quelques jours, elle n'eut aucun accident ; la

sonde, deux fois par jour nettoyée, fonctionnait régulièrement. Mais, vers le quatrième et cinquième jour, la malade fut prise de malaise, de douleurs névralgiques disséminées auxquelles elle était souvent en butte ; l'urine commença à filtrer à travers la suture, et, quand le huitième jour après l'opération on enleva les fils, on vit que la réunion avait manqué dans la totalité. — L'insuccès était donc complet.

Mme R... resta encore quelque temps dans le service ; elle sortit avant qu'on eût pu juger du résultat que doit amener la rétraction inodulaire.

OBSERVATION XXXII. — Fistule vésico-vaginale traitée par l'occlusion vulvaire; (Personnelle.)

Simon (Marie), célibataire, âgée de 25 ans, née à Mugersheim, département du Haut-Rhin, entrée le 25 février 1875, salle Sainte-Marthe, lit n° 13 (service de M. le professeur Richet), pour se faire opérer d'une fistule vésico-vaginale.

Le père et la mère de cette femme, ainsi que ses deux frères et ses deux sœurs, vivent encore ; tous jouissent d'une excellente santé.

A l'âge de 7 ans, elle eut deux abcès, l'un en arrière du genou droit, l'autre vers la région mastoïdienne du même côté ; il ne reste aucune trace de ces abcès, dont la malade ne peut nous donner la cause.

A 18 ans, première menstruation ; les règles colorées, abondantes, duraient quatre jours et réapparaissaient toutes les quatre semaines. Tout d'abord, elles ne subirent aucune interruption et aucun retard et étaient précédées de légères coliques.

En 1874, elle devint enceinte. C'est le lundi 7 décembre, vers 10 h. du soir, qu'elle ressentit les premières douleurs de l'enfantement.

Le mardi 8, à 9 heures du soir, la sage-femme, dans le but de hâter le travail, perça la poche des eaux.

Le lendemain, 9, comme l'accouchement ne se terminait pas, elle envoya chercher un médecin, qui fit successivement, mais en vain, trois applications de forceps.

Les trois applications de forceps eurent lieu :

La première, le mercredi 9, à 10 heures du soir.

La seconde, le jeudi 10, à 1 heure du matin.

La troisième, le même jour, à 9 heures du matin.

Voyant ses efforts inutiles, le médecin fit conduire cette femme à l'hôpital des Cliniques, dans le service de M. le Dr Depaul. Elle y entra le jeudi 10 décembre, à 2 heures de l'après-midi.

D'après les renseignements que m'a fournis mon ami et ancien collègue, le Dr Pinard, chef de clinique d'accouchements de la Faculté,

l'accouchement ne put être terminé qu'après l'application du céphalotribe.

La femme fut délivrée vers 2 h. 1|2 de l'après-midi.

Ces manœuvres obstétricales et la compression prolongée exercée
par la tête sur les tissus provoquèrent une inflammation violente et
une gangrène de plusieurs points des organes génitaux. Le 6e jour
après l'accouchement, les urines s'écoulèrent par le vagin.

L'inflammation resta localisée, cependant, au vagin, à l'utérus et à
la vessie ; il n'y eut pas de signes évidents de péritonite. Toutefois, il
fallut près de deux mois et demi pour la chute des eschares et la ré-
paration des pertes de substance.

Le 26 février, M. le Dr Depaul envoya cette femme à l'Hôtel-Dieu
pour soumettre son cas à M. le professeur Richet et voir ce qu'il y aurait lieu de faire pour elle.

Le 27 février, on examine attentivement cette femme à la visite du
matin. Son état est le suivant :

Elle est pâle, amaigrie, anémiée. Sauf les troubles du côté des organes génito-urinaires, toutes les fonctions organiques se font bien.
Dans le décubitus dorsal, ou assise, si la malade reste immobile et
rapproche les cuisses, elle peut retenir ses urines pendant environ
10 minutes. Dans toute autre position ou au moindre mouvement,
l'incontinence se produit. Il ne sort aucune goutte de liquide par
l'urèthre.

Tout le pourtour de la vulve, le périnée, la marge de l'anus, le sillon interfessier, les fesses, les cuisses dans leur portion supérieure
sont rouges, excoriés, douloureux. On y trouve, de distance en distance, irrégulièrement distribuées, des saillies rougeâtres, condylo-
mateuses, dont quelques-unes sont ulcérées à leur centre. Les petites
lèvres sont légèrement granuleuses, ainsi que la face interne des
grandes lèvres. Elles sont le siége de vives cuissons. A gauche, la
fourchette est intacte ; à droite, elle est déformée. Il y a, en ce point,
une dépression dans laquelle pénètre aisément le tiers de la dernière
phalange du pouce. Cette dépression est bordée, en bas, par une bride
blanchâtre, cicatricielle, en haut, par une saillie de la petite lèvre du
même côté, dont la racine a disparu ; elle se continue insensiblement
en dehors et en dedans, avec la grande lèvre et le vagin.

Le toucher vaginal n'est pas très-douloureux. Le vagin, dont les
diamètres vont en diminuant progressivement de bas en haut, n'admet que les deux premières phalanges de l'indicateur de la main
droite. On sent alors très-manifestement que le vagin, terminé en

cul-de-sac, offre deux orifices de dimensions variables, l'un situé en haut et à droite, l'autre en bas et à gauche.

L'orifice supérieur et gauche est arrondi du diamètre d'une pièce de 1 franc, ses bords sont calleux ; il admet le doigt qui se meut dans une cavité qui est évidemment la vessie. Si alors nous introduisons une sonde de femme dans l'urèthre pour assurer notre diagnostic, nous voyons que cette sonde ne s'engage pas entièrement, et que son bec, brusquement arrêté au niveau du col vésical, n'arrive pas au contact du doigt.

L'orifice inférieur et droit est allongé transversalement en forme de boutonnière ; il est peu considérable. Le doigt ne peut pénétrer à travers cette ouverture pour aller atteindre le col utérin, qui est masqué par une barrière infranchissable dont cet orifice occupe le centre.

Ne pouvant nous rendre compte de la situation de l'utérus par le palper abdominal et le toucher vaginal, nous pratiquons le toucher rectal. Nous trouvons que le col utérin occupe sa place normale, probablement caché par le vagin, rétréci au-dessous de lui, et que l'utérus immobilisé est en très-légère rétroflexion.

Nous appliquons alors le spéculum de M. Cusco. Les deux valves, en écartant l'une de l'autre les parois vaginales, permettent, dans les mouvements d'inspiration, l'introduction de l'air dans la vessie par la fistule, et nous entendons ce sifflement ou ce bruit particulier auquel on a donné le nom de *rot vaginal*. Ce phénomène est très-caractéristique.

L'orifice supérieur gauche, comme nous le pensions déjà d'après les indications données par le toucher, constitue la fistule vésico-vaginale, fistule occupant une partie du bas-fond et du col de la vessie. On voit sourdre à chaque instant une goutte d'urine par cette ouverture.

Dans le pertuis transversal inférieur, nous plaçons une sonde de femme ; nous ne pouvons la faire pénétrer, malgré nos efforts, au delà de 4 ou 5 centimètres. Pour pénétrer plus profondément, atteindre le col utérin et entrer dans l'intérieur de la matrice, il faut lui substituer la mince tige d'un hystéromètre. Celle-ci s'enfonce sans peine de 0,13 centimètres.

De cet examen, nous nous croyons en droit de conclure que nous sommes en présence :

1° D'une fistule vésico-vaginale assez considérable, à bords rigides, calleux, immobiles, occupant une partie du bas-fond de la vessie et aussi du col vésical ;

2º D'une oblitération complète de l'urèthre au niveau et en avant du col vésical ;

3º D'un vagin profondément altéré, à parois rigides, inextensibles, épaissies, rendues fixes par des adhérences ou des brides cicatricielles. Ces altérations du vagin sont de degrés différents, suivant qu'on l'examine au-dessus ou au-dessous de la fistule.

a. La portion sous-fistulaire du vagin est déviée un peu à droite ; le tube génital va progressivement en diminuant de calibre de la vulve vers la fistule ; toutefois, les diamètres de cette partie du canal sont encore assez considérables pour permettre, sans peine, l'introduction de plusieurs doigts. La fourchette est déformée à droite, et maintenue dans une position vicieuse par une bride cicatricielle.

La portion sus-fistulaire du vagin constitue une masse compacte creusée à son centre d'un canal infundibuliforme à grand axe transversal. L'extrémité de ce canal qui regarde la fistule est assez large pour permettre l'introduction d'une sonde de femme dans une étendue de 4 ou 5 centimètres. L'extrémité qui adhère au col utérin laisse un passage à peine suffisant à la tige de l'hystéromètre qui glisse à frottement dur. Le sang des règles peut circuler dans ce canal, comme nous avons pu le constater ultérieurement au moment de la menstruation. Ce rétrécissement du vagin est dû, soit à une infiltration des parois vaginales par de la lymphe plastique, soit à un tissu de cicatrice.

4º L'utérus est immobile, il est en légère rétro-flexion. Son col est englobé dans le rétrécissement du bout sus-fistulaire du vagin.

Trois jours après cet examen de la malade, les règles réapparaissaient pour la première fois depuis l'accouchement; on pouvait les voir sourdre par l'orifice inférieur gauche que nous avons indiqué.

Le 11 mai, M. Lannelongue, suppléant M. Richet, président le concours d'agrégation, introduisit un trocart dans l'urèthre; il poussa la pointe du trocart et la fit pénétrer dans la vessie. Il appliqua ensuite un tube à drainage dont l'extrémité externe fut liée à l'extrémité interne, ramenée au dehors de la vessie par la fistule et le vagin.

Le 12. Un peu de pus s'écoule par le tube à drainage, qui est nettoyé avec des injections d'eau alcoolisée.

Le 13. La présence continuelle du tube faisant trop souffrir la malade, M. Lannelongue, sur ses vives sollicitations, l'enlève, mais en recommandant de passer des sondes plusieurs fois par jour afin de rendre son opération profitable.

Le 14. L'urèthre est tellement enflammé, l'introduction de la sonde est la cause de telles douleurs, qu'on suspend le cathétérisme.

Le 15. La sonde ne pénètre plus dans la vessie.

Le 16. Nouvelles tentatives infructueuses ; la sonde ne peut dépasser le col ; l'obturation uréthrale s'est reproduite ; M. Lannelongue, prenant en considération les souffrances accusées par la malade, se dispense d'insister.

Le 5 juillet, M. Richet, qui depuis quelques jours avait repris son service, fut assez heureux, en poussant assez vivement la sonde dans l'urèthre, pour permettre la perméabilité de ce canal. Comme M. Lannelongue, il passa un drain dans l'urèthre, la vessie et la fistule, dont les deux extrémités furent liées ensemble.

Cette opération ne fut suivie d'aucun accident, et le 9 juillet, il était indubitable que le conduit excréteur de l'urine était définitivement rétabli.

Le samedi 10 juillet, à 9 heures du matin, la femme était conduite au grand amphithéâtre de l'Hôtel-Dieu pour y subir l'occlusion vaginale.

La fistule vésico-vaginale était si compliquée que cette opération s'imposait d'elle-même ; c'est la seule que M. le professeur Richet jugea possible.

La patiente fut couchée sur un lit dans le décubitus latéral droit. La jambe droite fut étendue, la jambe gauche fléchie sur la cuisse, et la cuisse sur le bassin. Puis, après avoir placé le spéculum de Bozeman, M. Richet aviva d'abord la paroi postérieure du vagin puis ses bords, pour atteindre la paroi intérieure. Il enleva largement les callosités, les brides cicatricielles et la muqueuse constituant par leur réunion la lèvre antérieure de la fistule. L'aréole d'avivement était de 1 cent. 1/2 environ. Ceci fait, il accola l'avivement de la paroi postérieure et la lèvre antérieure de la fistule cruentée. L'affrontement fut maintenu par quatre fils de suture en argent.

La malade avait été purgée la veille et sondée dès le début de l'opération ; elle n'avait pas été anesthésiée. Une légère hémorrhagie en nappe pendant la dissection des tissus avait été aisément arrêtée avec de la glace.

L'opération, terminée à 10 heures 1/2, avait par conséquent duré une heure et demie.

La malade ramenée dans la salle fut couchée sur le dos, les cuisses rapprochées et fléchies sur le bassin, les jarrets soutenus par un coussin. La sonde à double courbure fut introduite à demeure dans l'urèthre.

Le soir, pas de fièvre, aucune sensibilité du ventre; l'urine coule goutte à goutte par la sonde; rien ne s'échappe par le vagin.

Régime : bouillon, potage.

Dimanche 11 juillet. Nous enlevons la sonde à demeure pour un instant afin de la nettoyer. A son extrémité vésicale elle est entourée d'une gaîne purulente, résultant probablement de la suppuration du bout externe de l'urèthre. Même prescription, même régime. Nous replaçons la sonde à demeure.

Lundi 12 juillet. La malade est tourmentée, dit-elle, par des gaz; il y a, en effet, un peu de pneumatose intestinale; le ventre est ballonné mais indolent.

Mardi 13 juillet. Aucune goutte d'urine n'a coulé par la sonde pendant la nuit. Après l'avoir retirée, on voit que ses yeux sont bouchés par le pus. On en introduit une nouvelle; aussitôt un flot d'urine s'écoule, on peut en remplir presque un demi-bassin. Malgré cette rétention le vagin est sec, les fils ont maintenu en contact exact les surfaces avivées, la vessie s'est laissé distendre. L'urine retirée est trouble, laisse déposer par le repos du mucus coagulable par l'ammoniaque.

L'opérée commence à manger.

Le 14. La sonde est changée et on fait des injections de propreté à 'entrée de la vulve. Les gaz se produisent continuellement dans les lintestins, mais pas en assez grande quantité pour gêner considérablement l'opérée et désunir les tissus en les déchirant.

Le 15. A cinq heures et demie, la malade s'aperçoit qu'elle perd ses urines par le vagin. L'incontinence par le vagin se continue pendant la nuit.

Le 16. Les urines passent surtout par la sonde, et une minime partie par le vagin. Elles contiennent toujours beaucoup de mucus.

Le 17. L'écoulement par le vagin est insignifiant. Le ventre est légèrement douloureux; depuis l'opération, il n'y a aucune garderobe.

Le 19. M. Richet enlève les fils. La réunion ne s'est faite dans aucun point de l'étendue de la ligne d'avivement. Le vagin est rétréci, mais les dimensions de ce canal sont encore assez considérables pour pouvoir faire croire à un insuccès presque complet.

Depuis le jour de l'opération jusqu'au jour de l'enlèvement des fils, l'état général est resté bon; le thermomètre ne s'est pas élevé au-delà de 38o et le pouls a oscillé entre 75 et 82.

Le 28. Apparition des règles qui persistent jusqu'au lendemain.

21 août. Nouvelle menstruation d'une durée égale à la précédente.

Le 1ᵉʳ septembre, M. Le Dentu qui cette fois remplaçait M. Richet en congé, examina cette femme. Il fut frappé, comme moi, du retrait considérable du vagin au [niveau du point où on avait fait l'occlusion. Le vagin admettait à peine l'indicateur de la main droite. Il se décida à tenter une nouvelle opération.

Elle eut lieu le samadi matin 4 septembre au grand amphithéâtre de l'Hôtel-Dieu. La femme fut couchée sur des matelas formant un plan incliné dans la position pelvi-dorsale préconisée par M. Herrgott. Puis M. Le Dentu fit, à droite et à gauche, à environ 0,01 centim. en arrière de l'anneau vulvaire deux incisions courbes à convexité antérieure. Ces incisions, prenant leur point de départ au-dessous de l'urèthre, ne furent pas prolongées jusqu'à la fourchette; elles en restèrent distantes de deux travers de doigt. M. Le Dentu se réservait dans une seconde séance opératoire de continuer ses incisions jusqu'à la fourchette, alors que l'occlusion des trois quarts supérieurs du vagin à son entrée aurait réussi.

Il laissait ainsi un pertuis assez large par lequel pourrait passer l'urine qui ne presserait pas sur la cicatrice. M. Le Dentu, en consacrant deux séances à l'exécution de son procédé opératoire, jugeait qu'il réussirait mieux.

A partir de ces incisions, le chirurgien disséqua de bas en haut la muqueuse à laquelle il laissa adhérer un peu des tissus sous-jacents. De cette manière il obtint deux lambeaux sigmoïdes assez épais. L'avantage de ces lambeaux semi-lunaires sur des lambeaux quadrilatères était le suivant, d'après M. Le Dentu; la base d'implantation des lambeaux est bien la même, mais leur surface est moins considérable, par suite dans les lambeaux sigmoïdes, la circulation est plus active et la gangrène des lambeaux moins éventuelle.

Les lambeaux furent repoussés en haut, affrontés par leur surface saignante et maintenus par 5 fils d'argent. M. Le Dentu employa le mode de suture que Jobert vantait dans les plaies de l'intestin.

Le vagin, à son entrée, était donc fermé dans ses trois quarts supérieurs par les lambeaux accolés et représentant un éperon saillant en dedans, une encoche en dehors. Le procédé de M. Le Dentu peut être qualifié, je crois, d'occlusion vaginale par autoplastie avec lambeaux semi-lunaires.

La malade, purgée la veille, n'avait pas été chloroformée. L'opération commencée à onze heures était terminée à midi vingt-cinq. La dissection des lambeaux avait demandé quarante minutes.

Il restait vers la fourchette un orifice dans lequel pénétrait avec peine le bout du petit doigt. Il devait être comblé aussitôt que la cicatrice de la partie supérieure du vagin serait fermée.

L'opérée fut reconduite dans la salle et soumise aux mêmes soins, aux mêmes prescriptions, au même régime qu'après la première opération.

Dans l'après-midi, elle a quelques vomituritions. Je fais placer par précaution de la glace sur le ventre, bien qu'il soit à peine sensible. P. 77. T. 36°,8.

5 septembre. La malade n'a pas dormi de la nuit. Elle éprouve de vifs élancements dans la jambe droite. T. 37o,2. P. 78,

M. Le Dentu prescrit des frictions sur la jambe douloureuse avec du baume tranquille et chloroforme.

Le 6. Malaise général. La douleur de la jambe droite a disparu mais il y a un peu de fièvre. T. 39o,2. P. 82.

Le 7. L'opérée se plaint de douleurs intenses vers la vulve. Après avoir écarté les grandes lèvres, on voit que le lambeau du côté droit, noirâtre, insensible, est le siége d'un commencement de sphacèle. Un des fils de suture, après avoir tranché les tissus, est tombé spontanément. T. 30o,5. P. 78.

Le lendemain on ne peut plus avoir la moindre illusion sur le résultat de l'opération; on constate que les deux lambeaux sont entièrement gangrénés.

Le 5 octobre, huit jours après la fin des règles, on reportait encore la malade au grand amphithéâtre de l'Hôtel-Dieu. Dans le point où M. Le Dentu a pris ses lambeaux, le vagin s'est si rétréci qu'on introduit difficilement le doigt. Comme dernière ressource, M. Le Dentu voulut essayer de pratiquer l'occlusion vulvaire.

La femme fut couchée sur le dos, les cuisses fléchies sur le ventre, écartées l'une de l'autre, les jambes fléchies sur les cuisses et fixées par deux aides.

Comme précédemment, la patiente refusa le chloroforme. M. Le Dentu aviva toute l'entrée du vagin, à la vulve, en commençant par la fourchette, en continuant son incision en arrière des petites cônes et la terminant au-dessous du bulbe de l'urèthre. En ce point, on dut sectionner les tissus avec beaucoup de prudence, à cause de la minceur de ce canal. Une sonde de femme, introduite dans la vessie, servit en la faisant basculer la paroi uréthro-vaginale, et à donner un point d'appui au tranchant du bistouri.

L'aréole d'avivement avait à peu près deux centimètres et demi de largeur. Toute la muqueuse enlevée avec quelques-unes des couches plus profondes, il en résulta une surface saignante qui fut égalisée avec les ciseaux.

L'avivement dura de onze heures à onze heures et demie ; à ce moment, se déclara une hémorrhagie veineuse en nappe, qui força d'interrompre pendant une demi-heure. Elle fut arrêtée avec des applications de morceaux de glace et des injections d'eau glacée.

A midi, M. Le Dentu commença à placer les fils du suture en argent; il procéda de la manière suivante :

Il perfora avec l'aiguille à staphylorrhaphie de M. Trélat, munie d'un fil d'argent, la partie inférieure de la grande lèvre gauche, en dehors de l'avivement. La pointe de l'aiguille ressortit dans le vagin, en arrière de l'avivement ; il enleva alors le fil du chas de l'aiguille et la retira; il passa ainsi de bas en haut six fils de suture métallique dans la grande lèvre gauche.

Puis il traversa avec l'aiguille, la partie inférieure de la grande lèvre droite, et enfila dans le chas de cette aiguille, qui avait été conduit aussi en arrière de l'avivement, l'extrémité libre dans le vagin du fil d'argent correspondant. Les cinquante fils furent amenés au dehors de la même manière ; les fils furent serrés avec le tord-fil de Coghill. Malheureusement un d'entre eux cassa ; malgré cet accident imprévu, l'affrétement des surfaces avivées, était inexact; la vulve n'était plus représentée que par une ligne.

Ces trois sutures profondes placées, M. Le Dentu mit en outre quatres anses superficielles avec le même fil, traversant la partie de l'avivement ; les sutures étaient donc au nombre de neuf : cinq profondes, quatre superficielles.

A une heure un quart, l'opération était finie, elle avait duré deux heures un quart, se répartisant ainsi : avivement une demi-heure; hémorrhagie, une demie ; applications des fils de suture, une heure un quart.

La femme fut couchée dans la même position qu'après les opérations précédentes. On plaça une sonde à demeure, et on prescrivit des pilules d'extrait thébaïque de 0.01 centigramme.

Les suites de l'opération n'offrirent rien de marquant.

Le 18 octobre, M. Le Le Dentu coupe cinq fils de suture ; les fils sont enlevés de manière à en laisser un en place entre chacun de ceux qu'on enlève. A la fourchette existe un petit pertuis donnant passage à 29 goutte d'urine.

Le 19. La malade, qui n'est point allée à la garde-robe depuis l'opération, ressent un violent besoin d'aller à la selle; pour éviter le tiraillement sur la cicatrice en voie de formation il prescrit l'application constante de cataplasmes laudanisés, sur le ventre et une pilule d'extrait thébaïque de 0.01 centigramme toutes les trois heures. Ces dernières que l'opérée prenait dans les mêmes conditions, depuis son apparition, ont été suspendues depuis deux jours.

Le 20. M. Le Dentu ôte deux sutures médianes, laissant les fils de suture supérieure et inférieure ; les règles, venues la veille au soir, coulent par la sonde.

Le 21. Les règles ont cessé ; on enlève les deux derniers fils de suture ; la vessie est incomplète, il existe deux pertuis supérieurs et un inférieur.

Dix jours plus tard, les phénomènes inflammatoires ayant disparu, ceux de rétraction cicatricielle ayant eu le temps ds se produire, on put mieux juger des résultats acquis. La vulve était fermée à sa partie moyenne par une bride cicatricielle peu épaisse, de largeur du doigt médius; au-dessous d'elle, se trouvait une dépression en cul de poule, s'enfonçant vers la vulve, au sommet de cette dépression était un petit pertuis dans lequel on pouvait introduire un stylet de trousse.

Au-dessus de la bride cicatricielle, il y avait deux ouvertures séparées l'une de l'autre par un filament cicatriciel. L'ouverture supérieure située immédiatement au-dessous de l'urèthre, était large, comme une sonde de femme; l'ouverture inférieure était moitié plus petite.

Les ouvertures et les brides cicatricielles étaient situées sur un plan antérieur à l'urèthre.

Le 2 décembre M. Ledentu fit sauter le mince pont de cicatrice séparant les deux ouvertures sous-uréthrales, et aviva tout le pourtour de l'ouverture unique résultant de cette première manœuvre et le dessous de l'urèthre. Il réunit les bords de eitte ouverture par deux fils de suture métallique placés transversalement. Ces fils ne prenaient par conséquent aucun point d'appui sur l'urèthre. Si cette opération complémentaire réussissait, le chirurgien espérait que quelques cautérisations au fer rouge suffiraient pour combler les parties restant à la fourchette.

8 décembre. — Section des fils. — La réunion ne s'est faite dans aucun point. L'ouverture unique supérieure semble même s'être agrandie.

Il devient évident, dès à présent, que l'occlusion vulvaire ne saurait aboutir. La bride cicatricielle persistante est devenue trop peu résistante ; elle est trop au-dessous et en avant de l'urèthre pour qu'on puisse songer à l'utiliser. Ce canal est lui-même trop aminci par les avivements successifs au-dessous du mal pour qu'il ne soit pas dangereux de l'inciser à nouveau.

Le 20 décembre, M. Richet fait examiner cette femme par M. le Dr Bozeman. Tous les deux s'accordent à reconnaître l'impossibilité d'une occlusion vulvaire. M. Richet, après quelques instants de délibération avec le chirurgien américain, fait sauter avec le bistouri la dernière bride cicatricielle fermant la vulve pour permettre une opération ultérieure d'occlusion vaginale.

Episiokleisis parties sans diverticulum rectal, avec destruction de tout l'urèthre ou de sa paroi inférieure. — Cette occlusion est la plue imparfaite. Le chirurgien clôt la vulve en laissant à la partie supérieure un orifice pour l'excrétion de l'urine. Pour empêcher l'incontinence qui tendrait encore à se produire, on introduit dans cette ouverture, soit un obturateur, soit un morceau d'éponge, soit un autre corps pouvant exactement la combler, ou bien on agit sur elle par l'intermédiaire des grandes lèvres que l'on comprime par des bandages; les grandes lèvres ainsi rapprochées ferment hermétiquement la vulve. L'opération est rendue utile, et la femme peut uriner à certaines heures. Cette opération n'est admissible que lorsque la cloison vésico-vaginale est entièrement détruite ou qu'il ne reste plus que la partie concave supérieure du canal de l'urèthre. Nous regardons ce procédé comme défectueux, et nous ne saurions l'adopter que si tous les autres étaient inapplicables.

Nous ne possédons que deux observations de ce genre d'occlusion : l'une appartient à Kidd. l'autre à Rizzoli; nous les donnons sans commentaire.

OBSERVATION XXXIII. — Vaste ouverture uréthro-cysto-vaginale, fermeture aussi complète que possible de la vulve, par le procédé de périnéocheiloraphie, par Rizzoli (1).

Marie Frabetti Melonari, de Castel Guelfo, de bonne constitution, avait accouché heureusement à cinq reprises différentes. Enceinte de

(1) Rizzoli. Clin. chirurg., 1872, p. 502.

nouveau et arrivée à terme, elle ne put être délivrée qu au moyen
d'une grave opération obstétricale, pratiquée le 16 décembre 1864.

Dès le même jour, l'opérée commença à perdre ses urines involontairement ; la peau des parties génitales externes des cuisses et des
fesses ne tarda pas à être irritée et à produire les pertes de substances
qui accompagnent d'ordinaire ces maladies.

Réduite à un épuisement considérable de ses forces, tourmentée
d'une soif inextinguible, ne pouvant plus supporter le coït et ne trouvant aucun soulagement possible, elle vint me consulter vers la fin
d'août 1865. En la visitant, lorsqu'elle était debout, on voyait sortir
un corps membraneux du volume d'un œuf de poule. On aurait dit
qu'il était formé par la procidence de la paroi antérieure du vagin.

Dans la position horizontale, cette tuméfaction diminuait de volume et, en la pressant du doigt, on la faisait rentrer dans le bassin. On
voyait alors une vaste cavité à parois membraneuses ; en haut pendait
un petit corps conique, percé à son sommet, que l'on reconnaissait
pour être le col de l'utérus atrophié.

Ne trouvant rien de mieux à faire, je m'arrêtai au parti de fermer
presque toute la vulve.

La réunion des grandes lèvres dans toute leur épaisseur était plus
facile que la réunion pure et simple des bords du vagin, proposée par
Vidal ; en laissant un petit pertuis au niveau de la commissure supérieure, on empêchait le prolapsus de la vessie, et l'on formait un canal
urinaire à la partie supérieure de la vulve. Ce canal servait à la sortie
de l'urine accumulée dans la cavité vésico-vaginale.

Bien que ce canal dût être dirigé de bas en haut, il ne pouvait s'opposer à l'écoulement involontaire de l'urine, puisqu'il manquait de
sphincter ; mais j'espérais remédier à cet inconvénient par un brayer
convenable, qui comprimerait la partie antérieure du canal. Si le
bandage était insuffisant, je me proposais de fermer l'ouverture externe du canal à l'aide d'une pince à pression continue qui la serrerait
comme entre deux doigts.

Les confrères que je viens de nommer convinrent avec moi que
l'opération était justifiable.

Elle fut pratiquée le 7 septembre 1865.

La patiente fut placée sur une table garnie de matelas, les cuisses
relevées et écartées. Après avoir repoussé dans le vagin la paroi vésicale procidente, « je laissai intacte une très-petite partie de la commis-
« sure supérieure, et j'avivai la face interne des grandes lèvres, en
« commençant par celle du côté gauche, et en comprenant, dans la
« section, la portion du périnée qui avait été déchirée par les accou-

« chements précédents. Lorsque la petite hémorrhagie due à ces inci-
« sions eut cessé, je mis en rapport les surfaces saignantes, au moyen
« de quatre petits points de suture enchevillée, placés très-profon-
« dément, comme j'ai l'habitude de le faire dans mon procédé de
« perinéo-cheiloraphie. Je laissai, au niveau de la commissure supé-
« rieure, le petit pertuis qui devait servir de méat urinaire et j'intro-
« duis immédiatement dans le vagin une sonde, qui devait conduire
« l'urine en dehors, sans déranger l'adhésion des grandes lèvres.
« Comme cette sonde devait pénétrer profondément, au lieu de me
« servir de celle de Sims, qui est trop courte, j'en fis faire une de
« quelques centimètres plus longue ; elle était perforée dans toute sa
« partie intra-vaginale et avait la forme d'un S, comme celle que
« Gallien conseillait d'appliquer à l'homme et qu'on a ensuite décou-
« verte dans les fouilles d'Herculanum et de Pompeï. »

Je fixai cette sonde avec le pansement; et l'opérée fut couchée dans
son lit.

La nuit suivante, il y eut de l'insomnie causée par la douleur,
mais l'opérée put s'endormir vers le matin et, depuis lors, elle fut
toujours tranquille et sans fièvre.

Le troisième jour, on relâcha le point de suture supérieur qui étran-
glait les tissus; les trois autres furent enlevés complètement trois
jours après. On laissa le premier pour soutenir la sonde métallique
et empêcher la déchirure de la cicatrice en voie de formation. Le lendemain, on reconnut que cette dernière précaution était inutile et on
enleva, en même temps, la sonde qui avait été laissée à demeure.

Je m'aperçus alors que la ponction pratiquée en haut et à gauche
pour faire passer le point de suture laissait échapper quelques gouttes
d'urine.

Le jour où la sonde fut enlevée, le pertuis ménagé à la partie
supérieure, donna passage à de l'urine mêlée de sang, puis à des
mucosités abondantes. Ce catarrhe ne dura que quelques jours.

Lorsque les grandes lèvres furent solidement soudées entre elles, on
permit à l'opérée de quitter son lit et de rester assise, en tenant les
jambes rapprochées. Dans cette position, elle pouvait rester deux,
trois et même quatre heures sans perdre une goutte d'urine; quand
le besoin s'en faisait sentir, elle évacuait sa vessie en se levant debout.
Le liquide sortait en jet par l'orifice artificiel et pouvait être recueilli
dans un vase.

Quand la femme restait debout pendant longtemps, l'urine sortait
goutte à goutte par le petit pertuis, et il fallut remédier à cet inconvénient. Le moyen fut des simples. A une ceinture entourant la taille,

je fixai en arrière, à angle droit, une bande qui passait devant la vulve
et venait se rendre au-dessus du pubis, comme un bandage en T;
à la partie de cette bande correspondant à la vulve, je fis adapter un
coussinet pareil à ceux que l'on emploie pour maintenir les chutes de
matrice. De cette façon, les grandes lèvres exerçaient une telle pression sur le vestibule, qu'il ne s'en échappait pas la moindre goutte
d'urine.

La femme pouvait s'occuper de ses affaires et même travailler aux
champs sans se mouiller, bien que le petit trou occasionné par la
suture eût résisté longtemps à toutes les tentatives faites pour l'oblitérer.

Ce petit pertuis n'avait pas une grande importance, mais il me gênait
pour l'application d'un autre appareil, uniquement destiné à l'orifice
urinaire. J'en vins à bout par des cautérisations à l'aide de l'extrémité
d'un stylet portée à l'incandescence. Cela obtenu, une pince à pression
continue, appliquée sur les grandes lèvres, suffit pour faire obstacle
à l'écoulement de l'urine.

Il y a maintenant (1869) quatre ans que l'opération a été faite, le
résultat ne pouvait en être meilleur. L'opérée a repris son bon teint,
son embonpoint et sa vigueur. En faisant cesser la pression, elle urine
à volonté avec force, et à jet à peu près naturel, ce qui est une garan-
tie contre la formation de dépôts calcaires. L'urine est claire et sans
mucosités, le col de l'utérus et le vagin ne souffrent pas du contact
perpétuel de l'urine. Les menstrues n'ont pas paru ; dans le cas contraire, l'urine sortirait, mêlée de sang et rien de plus. Enfin, la paroi
vésicale existante, restant renfermée dans le bassin, concourt à fermer
la paroi supérieure du réservoir.

L'opérée est revenue plusieurs fois chez moi pour se faire visiter,
et j'ai voulu savoir si, à tous ces avantages, se joignait l'absence de
dépôts calcaires. Pour m'en assurer, je me suis servi de ma sonde
exploratrice pour homme, dont l'extrémité vésicale est en acier et
recourbée, comme celle des sondes de femme. Avec cet instrument,
mieux qu'avec tout autre, on peut percevoir le son des plus petits calculs. Je n'ai constaté aucun bruit de cette nature, je n'ai donc plus
le moindre doute au sujet de mon opérée.

OBSERVATION XXXIV. — Fistule vésico-vaginale, traitée par l'occlusio
vulvaire, par Kidd (1).

Chez une femme rachitique, à la suite d'accouchement laborieux,
l'urèthre, le col et le bas fond de la vessie furent entièrement détruits,

(1) Kidd. Dublin, *Medical Journal*, April 1873.

et dans l'ouverture s'étendant jusqu'à la partie antérieure de l'urèthre, il y avait hernie du fond de la vessie.

Kidd, à défaut de tissus pour créer un nouveau canal artificiel, tenta l'occlusion complète du vagin, sauf une petite ouverture antérieurement. Pelant la muqueuse des lèvres et de la paroi postérieure du vagin, et disséquant aussi haut que possible, afin d'empêcher la formation d'un cul-de-sac, il réséqua les caroncules et plaça une sonde n° 10 étroitement fixée sur le pubis, en mettant les parties avivées en contact immédiat par quatre sutures profondes, et d'autres sutures métalliques superficielles comme dans la rupture du périnée. L'obturateur de M. Trélat fut alors appliqué sur l'urèthre artificiel qui permit à la femme de retenir parfaitement ses urines dans toutes les positions. Elle avait perdu son sexe, il est vrai, mais elle était débarrassée d'une dégoûtante infirmité.

Tableau général des occlusions vulvo-vaginales rapportées dans ce travail.

Occlusions vaginales par la cautérisation.

Nombre de cas.	Nom de l'opérateur.	Résultat.
1	MM. Vidal,	Insuccès.
1	Velpeau,	Id.
1	Monod,	Id.
1	Lenoir,	Id.
1	Dieffenbach,	Id.
1	Verneuil,	Id.
1 (inédit)	Galliet.	Id.
Total 7 cas.		7 insuccès.

Occlusions vaginales par lambeaux anaplastiques empruntés aux parois du vagin.

Nombre de cas.	Nom de l'opérateur.	Succès.	Insuccès.	Mort.
1	MM. Bérard,			Id.
3	Breslau,		Id.	
1 (inédit)	Le Dentu,		Id.	
2 (dont un inédit)	Courty,	Id.		
1	Péan (1).			Id.
8 cas comprenant		2 succès.	4 insuccès.	2 morts.

(1) La malade de M. Péan ne succomba qu'après une opération complémentaire, alors que l'occlusion était complète.

Occlusions vaginales par avivement et suture des parois du vagin.

Nombre de cas.	Nom de l'opérateur.	Guérison.	Amélioration.	Insuccès.	Mort.
18	MM. G. Simon (nombre de succès obtenus par lui indiqués dans son ouvrage de 1868).	18			
1	G. Simon (Annales de gynécologie, septembre 1875).	1			
30	Wilms, Esmarch, Ulrich, Roser, Spiegelberg, etc. Tous les chirurgiens allemands dont les noms sont rapportés par Simon, dans son ouvrage de 1868.	30			
2	MM. Vidal,			Insuccès.	
1	Velpeau,			Id.	
1	Dieffenbach,	Succès.			
4	Herrgott,	3			1 Mort.
2	De Roubaix,	1	1 amél.		
3	Verneuil,	Id.			
4	Sims,	3			1 M.
1	Bozeman,	Id.			
1	Noström,	Id.			
1	Studsgaard,				Mort.
1	Athill,	Id.			
1 (inédit)	Richet,			Id.	
1 Id.	Péan,	Id.			
3	Spencer Wells,	2	1 amél.		
1	Broca,	Id.			
1	Schuppert,	Id.			
1	Courty,	Id.			

Au total 78 cas, comprenant 69 guérisons, 3 améliorations, qu'on pourrait presque qualifier de guérison. (Ce sont les cas des femmes opérées par MM. Richet, Spencer Wells et De Roubaix, et dans le diaphragme d'occlusion desquelles restait un petit pertuis obturé par un mécanisme particulier, permettant à la malade de garder ses urines pendant longtemps) 3 insuccès, 3 morts.

Occlusions vulvaires.

Nombre de cas.	Nom de l'opérateur.	Succès.	Insuccès.	Mort.
1	MM. Verneuil,		Id.	
1	Le Dentu,		Id.	
1	Kidd,	Id.		
1	Rizzoli,	Id.		
2	Benj. Anger,	Id.	Id.	
1	Schuppert,	Id.		
1	Maisonneuve,			Id.
1	Baker-Brown,	Id.		
1	Simon,	Id.		
1	N... (1),	Id.		
2	Billroth,	Id.		Id.
13 cas	comprenant	8 succès.	3 insuccès.	2 morts.

Résultat général des occlusions vulvo-vaginales.

	Cas.	Insuccès.	Morts.	Guérisons.	Améliorations.
Kolpokleisis par la cautérisation (2).	6	6			
Kolpokleisis par lambeaux anaplastiques(3).	7	3	2	2	
Kolpokleisis par avivemement et suture.	78	3	3	69	3
Episiokleisis.	13	3	2	8	
En tout	104	16	7	78	3
	Cas comprenant.	Insuccès.	Morts.	Guérisons.	Améliorations.

CHAPITRE VII

EXAMEN DES OBJECTIONS OPPOSÉES A L'OCCLUSION GÉNITALE.

Bien que l'expérience et le temps, ces deux souverains juges de toutes les opérations, se soient depuis longtemps

(1) Ce cas est indiqué dans les *Annales de gynécologie* de septembre 1875, sans désignation du nom du chirurgien.

(2) Nous défalquons le cas de Dieffenbach qui est compté plus loin (Kolpokleisis avec avivement et suture).

(3) Nous déduisons le cas de M. Le Dentu, reporté à l'occlusion vulvaire.

prononcés sur l'opportunité de la méthode directe et sur le peu de valeur des objections qu'on lui oppose, nous croyons cependant nécessaire de relever et d'examiner attentivement chacune des accusations portées contre elle ; ces accusations sont plus spécieuses que réelles, et on sait aujourd'hui le cas que l'on doit faire des critiques acerbes adressées à l'occlusion génitale. Les maîtres qui, le 11 février 1845, à l'Académie de médecine, discutèrent la méthode opératoire de Vidal, et le fait malheureux de Bérard ont presque tous disparu, mais il n'est pas douteux qu'en présence des progrès considérables, des résultats acquis, ils n'eussent modifié leur sentence et adopté la manière de voir de leurs successeurs de 1875. Quel contraste entre le calme de la séance académique du 13 mars 1875, et la tempête qui se déchaîna lorsque Bérard fit sa communication! La savante compagnie, revenant sur sa décision, déclara par la voix d'un de ses membres les plus éminents, qu'il était de son devoir de *reconnaître* et *d'encourager* une opération française, négligée chez nous, et rendue à l'Art et à la Science de la chirurgie par M. Herrgott. Fort de cette déclaration, de cet appui moral, nous pourrions peut-être garder le silence vis-à-vis des détracteurs de l'occlusion génitale, nous croyons qu'il vaut mieux essayer de les convaincre.

Il est peut-être encore des chirurgiens que le premier verdict pourrait décourager d'entrer dans la voie ouverte par Vidal; c'est pourquoi nous voulons exposer les arguments produits depuis cette époque contre l'opération; leur réfutation décidera les esprits judicieux chez lesquels *le veto* si solennellement exprimé exerce encore quelque influence.

Les objections opposées à l'occlusion vaginale sont les suivantes :

Elle est impossible.

Elle est dangereuse, irrationnelle.

Peu convenable : elle empêche les rapprochements

sexuels et supprime l'importante fonction de la génération.

L'urine peut refluer dans l'utérus, traverser les trompes
aller inonder le péritoine, ou provoquer, par suite de son
contact avec la muqueuse utérine, des accidents locaux ou
généraux graves.

L'urine stagnant en arrière de l'occlusion vaginale
peut se décomposer et déposer des calculs dans le vagin.

Les règles, trouvant une issue insuffisante par l'urèthre
à cause de la coagulation du sang, ou pour toute autre raison, il peut s'ensuivre des phénomènes de rétention mens
truelle, des hématocèles, etc., etc.

La présence du sang dans la vessie irritera la muqueuse
vésicale et occasionnera à chaque période menstruelle une
cystite pouvant d'intermittente et subaiguë, devenir continue et chronique.

Le sang peut se concréter dans la vessie, et ce mélange
de l'urine et de concrétions sanguines être l'origine de
calculs vésicaux ayant pour noyaux des caillots.

Une incontinence d'urine par l'urèthre peut se déclarer
plusieurs années après l'occlusion, alors qu'on était en droit
de supposer que la continence des urines durerait toujours.

1° Elle est impossible.

L'occlusion vaginale à la suite de fistules vésico-vaginales, n'est pas impossible, puisqu'on l'a vue se produire spontanément : témoins ces six femmes dont j'ai rapporté les
observations, et qui furent traitées par la cautérisation pour
des oblitérations vaginales incomplètes développées lentement au-dessous de la fistule. A ces six cas, il nous est
facile d'en joindre plusieurs autres, par ex, ceux des malades de J.-L. Petit, de Dupuytren, de Carteaux, (ces deux
derniers cités par Bérard dans la discussion académi-

que de 1845), de Bozeman (1), de Wherner (2), de MM. Herrgott (3). Verneuil (4) et Athill (5).

Ce n'est pas tout.

Bouisson raconte (6) qu'une femme qui fut reçue à l'hôpita Beaujon, dans le service de Marjolin, pour une
fistule vésico-vaginale énorme, causée par le séjour d'un
pessaire oublié par mégarde dans le vagin, avait ce conduit si rétréci en avant de l'ulcération que le pertuis qui
restait permettait à grand'peine l'introduction d'un stylet
très-délié.

Velpeau (7) a vu, à l'hôpital de la Charité, une femme
chez laquelle l'oblitération s'était faite malgré de très-
mauvaises conditions hygiéniques, et n'offrait *pas le plu
petit pertuis*. Tous les mois elle éprouvait des douleurs
atroces, et c'était pour être débarrassée de ces douleurs
periodiques qu'elle était venue réclamer les secours de la
chirurgie. Sur la réflexion qu'on lui fit qu'il lui faudrait de
nouveau perdre les urines par le vagin, elle refusa l'opération.

Follin (8) a donné ses soins à une dame chez laquelle il
s'était formé une oblitération incomplète ayant débuté du
côté de la fourchette de la vulve.

Barnes (9) rapporte l'observation d'une femme dont la
vulve et une grande partie du vagin s'étaient oblitérées à
la suite d'un accouchement gémellaire qui avait exigé
l'emploi des instruments.

(1) Bozeman, *loc. cit.*

(2) *Ibid.*

(3) Herrgott. Mémoire sur l'occlusion vaginale (2 cas).

(4) Verneuil. Thèse Sarry, Paris, 1875, p. 26.

(5) Athill. *Revue des Sciences médicales*, Paris, 1873, t. I, p. 763.

(6) Boulsson. Thèse Paris, 1837.

(7) Extrait du *Journal de médecine et de chirurgie pratique*, 1853, p. 453.

(8) Forichon. Th. cit.

(9) Barnes. Traité clinique des maladies des femmes, trad. Cordes. Paris, 1871, p. 172.

La place de la vulve n'était plus marquée que par un sillon; un petit orifice semblable à celui d'une fistule existait dans ce sillon; il admettait un très-petit stylet : c'était la trace d'une fistule qui, après avoir donné passage à diverses reprises à une partie du liquide menstruel et à l'urine, s'était entièrement fermée.

Le D*r* Fleury (de Clermont-Ferrand) a publié dans les *Annales de gynécologie* de 1876, l'observation d'une oblitération complète du vagin consécutive à une perte de substance de la cloison·vésico-vaginale. Les urines sortaient de l'urèthre en jaillissant.

Ainsi donc voilà 20 observations prises au hasard d'occlusions spontanées du vagin ou de la vulve, au-dessous d'une fistule. Dans ce chiffre, les occlusions incomplètes entrent pour une plus grande part que les occlusions complètes : les occlusions vaginales que les occlusions vulvaires; mais toutes les variétés y sont comprises.

En effet, nous y trouvons : 2 occlusions vulvaires, dont une complète, celle de la malade de Barnes; une incomplète, celle de la malade de Follin.

18 occlusions vaginales dont 4 complètes, celles des malades de Carteaux, de Dupuytren, de Velpeau, de M. le docteur Fleury.

En cherchant, on pourrait ajouter beaucoup d'autres cas à ceux-ci; bien des chirurgiens, dans cette opération, n'ayant souvent fait que compléter une occlusion en voie de formation au-dessous d'une fistule. Toutefois, ces quelques observations suffisent pour prouver la possibilité d'une oblitération que la nature accomplit parfois spontanément.

Il était important de signaler ce rétrécissement progressif du vagin au-dessous d'une fistule, rétrécissement pouvant aboutir même à une oblitération totale, et d'opposer ces faits d'expérience pratique aux affirmations contradictoires d'autorités aussi grandes que P. Dubois, Blandin et Gerdy.

Il est donc conforme aux lois de la prudence et de l'humanité de chercher à corriger l'infirmité résultant d'une très-grande fistule et de seconder l'œuvre de la nature.

C'est ce que presque tous les chirurgiens ont compris ; imbus de l'admirable principe sur lequel repose toute la médecine hippocratique, *ars imitatio naturæ*, ils ont cherché à prendre la nature sur le fait, ils se sont bientôt convaincus que les occlusions spontanées n'exigeaient pas de grands efforts, et même qu'elles s'opéraient sous l'influence de causes très-légères.

Si donc, dans quelques cas rares, la nature se suffit à elle-même, si elle opère ces transformations heureuses, pourquoi nos efforts ne tendraient-ils pas à seconder, à imiter un moyen de guérison dont l'observation nous révèle le mécanisme, à faire ce que l'activité propre de l'organisme sait faire bien souvent ?

Pourquoi ne chercherions-nous pas les circonstances, les conditions qui paraissent être le plus favorables à l'exercice normal de la fonction ?

Chirurgicalement l'occlusion vulvo-vaginale n'est pas davantage impossible. Ce mot d'impossibilité s'applique presque toujours aux opérations nouvelles, et si on s'arrêtait à de pareilles objections, où en serait la chirurgie ? Par un hasard fâcheux, commun à beaucoup d'innovations, les premières tentatives de kleisis furent presque toutes suivies d'insuccès ou de mort, ce qui ne contribua pas peu à discréditer l'opération et à la faire croire impossible, en 1845, aux chirurgiens et aux accoucheurs qui composaient la docte assemblée. Paul Dubois, Blandin, Gerdy, invoquant l'expérience du passé, pouvaient déclarer du haut de la tribune académique que rien ne prouvait que la réunion peut devenir complète, que les prévisions étaient contraires, les chances incertaines ; dans la bouche d'un chirurgien contemporain, un tel plaidoyer serait démodé ; il y aurait une telle dissonance entre les arguments et les faits, que l'honorable orateur n'aurait même pas l'honneur d'une réfutation.

La possibilité n'est plus discutable; des occlusions vulvaires et vaginales ont réussi. Il est sensé d'entreprendre une opération, alors que l'expérience a appris qu'elle pourrait être suivie de succès.

Allant plus loin, nous avancerons que cette opération réussit autant et peut-être plus que toute autre, mais qu'elle est une des plus difficiles, des plus pénibles, des plus minutieuses, et des plus longues de la chirurgie actuelle.

Plusieurs conditions *anatomiques* et *opératoires* concourent à la rendre difficile, toutes les autres causes de difficultés invoquées sont secondaires, controuvées, ou encore inconnues.

En établissant plus loin un parallèle entre les divers modes de kleisis, nous montrerons quelles sont les entraves apportées à l'opération par la disposition anatomique des parties : déclivité et mobilité du vagin, texture des tissus, contracture musculaire, etc., etc.

Les difficultés opératoires sont celles de la méthode directe, mais avec multiplication et amplification des temps. Autant qu'elle, la méthode indirecte exige un chirurgien habile et patient. Si on consulte mes tableaux statistiques, on y verra qu'avant d'obtenir une occlusion vaginale complète, il a fallu presque toujours trois ou quatre séances opératoires, et que souvent même il resta de minimes pertuis qu'il fut nécessaire de combler par la cautérisation. Si, d'un autre côté, on réfléchit que chaque séance opératoire exige en moyenne une heure ou une heure 1/2, que l'intervalle de chacune des séances doit être au moins d'un mois, on comprendra le temps qu'il faut consacrer à chaque malade pour la guérir. Il résulte encore de ces faits que le chirurgien ne se doit pas laisser décourager par un premier et un escond insuccès et augmenter le nombre de ceux à qui un manque de ténacité a fait croire l'opération impossible. La non persistance de pertuis secondaires dans la ligne de réunion est l'exception. Otto Spigelberg a écrit avec raison (1) : « L'oblitération transversale ne réussit d'ordinaire qu'après plusieurs opérations. »

C'est aussi ce qui ressort de la lecture des observations des autres chirurgiens, et en particulier de celles de M. Simon. Dans un cas difficile, le professeur d'Heidelberg n'a pu obtenir une occlusion complète qu'après *sept opérations*. C'est là le chiffre maximum des séances complémentaires. Cette multiplicité des opérations n'est du reste pas spéciale à la méthode indirecte. On peut trouver dans les observations de fistules urinaires traitées directement des cas qui prouvent une ténacité et une persévérance encore plus grandes de la part des opérateurs. M. Sims a opéré ainsi jusqu'à *trente fois* la même malade.

Il est très-rare qu'une occlusion, si manquée soit-elle, n'amène une rétraction du vagin, et lors, même qu'après l'ablation des fils, il n'y aurait aucune adhérence des parois vaginales, que le canal semblerait avoir son calibre normal, peu à peu on verrait le vagin se rétrécir lentement au niveau de l'aréole d'avivement. Une nouvelle opération au-dessous de ce point serait rendue plus facile par suite de ce retrait naturel des parties. Comme tous ceux qui ont pratiqué ou vu pratiquer des occlusions vaginales, M. Le Dentu et moi avons été frappés de ce retrécissement consécutif dans les cas où nous croyions à un échec complet. Ce retrait est aussi observable sur les pertuis qui restent dans certains diaphragmes d'occlusion.

Peu à peu ces ouvertures se réduisent, et, si plusieurs mois après l'opération, on les examine au lieu de larges fentes, on ne trouve plus que de très-petits orifi-

(1) Berliner, Klin. cit.

cès. Cette diminution de calilie du vagin, qui est un grand
avantage opératoire, est facilement explicable. Dans le kolpokleisis à l'aide du bistouri on enlève une portion de muqueuse
avec quelques-unes des couches sous-jacentes ; quel que soit
le résultat de l'opération, un tissu de cicatrice se développe
dans le lieu d'avivement. Or, de quelle force de rétrac-
tilité n'est pas doué ce tissu ! A la suite de brûlures, de
plaies du cou, du jarret, nous la voyons réussir à rapprocher des organes bien autrement rebelles à toute traction
que les parois vaginales. Quant à moi, je suis si convaincu que cette rétraction entre pour une grande part
dans le succès des opérations ultérieures, que je conseil-
lerai d'attendre qu'elle se soit entièrement produite avant
de pratiquer d'autres manœuvres, c'est-à-dire d'espacer
chaque séance opératoire d'au moins un mois.

Que l'on n'aille pas au-delà de ma pensée ; une guérison
obtenue dès une première opération, et, d'une manière
générale, j'entends par guérison une adhérence complète
des surfaces sur toute la ligne d'avivement, ou une adhérence incomplète, mais avec des pertuis étroits et aisément
obturables plus tard (1), est de beaucoup préférable à une
désunion absolue ces surfaces avivées.

Le tissu cicatriciel, conséquence inévitable d'une opération malheureuse, ne peut servir pour un second avivement, et celui-ci sera forcément séparé de la fistule par
une bride de tissu conjonctif plus ou moins saillante. La
distance entre la fistule et l'occlusion vaginale augmen-
tera proportionnellement au nombre des insuccès, et avec
eux le nombre des brides cicatricielles. Il en résultera une
parésie musculaire due aux grandes pertes de substances
qu'aura subie la tunique contractile du vagin, pertes de

______

(1) C'est à peu près la définition de Simon qui appelle guérison presque
complète celle ou persiste un pertuis ou des pertuis dans l'occlusion, pertuis qu'on peut espérer guérir par la cautérisation répétée à de très-longs
intervalles.

substances interrompant brutalement l'agencement de ses fibres, au changement de direction donné à l'action musculaire, à la substitution d'un tissu de cicatrice à un tissu contractile. Ce tissu, outre les entraves qu'il apportera à l'activité et à la régularité musculaire, pourra affecter la forme de valvules, de brides, de saillies épaisses derrière lesquelles sera retenue une certaine quantité d'urine au moment de la miction.

Mais, disons-le vite, un défaut d'adhérence des parois vaginales sur toute l'étendue de la ligne d'avivement est l'exception ; la règle est une réunion partielle nécessitant de la part du chirurgien certaines manœuvres opératoires complémentaires dans le champ même de l'occlusion.

Ce phénomène de rétraction, ainsi que cet avivement en échelon du vagin, procédant par gradation de la fistule vers la vulve pour aboutir même à une occlusion vulvaire, comme cela eut lieu pour une malade de M. Le Dentu, étant connus, nous pouvons en tirer une conclusion pratique, à savoir :

Que même après un insuccès, quand on croit avoir fait une opération inutile, on a rapproché les parois vaginales et facilité une seconde opération au-dessous de la première ; mais que l'opération sera d'autant moins avantageuse que les échecs auront été plus nombreux.

Une autre cause d'impossiblité de l'opération invoquée en 1845 a été la présence de l'urine, qui, coulant sur les surfaces saignantes pendant l'avivement, pressant sur elles après l'application des sutures, filtrant dans la trame des tissus, était capable de les modifier suffisamment pour empêcher la réunion par première ou par seconde intention.

Voyons ce qu'il faut en penser.

Anciennement le liquide urinaire était regardé comme tellement irritant, qu'on le supposait capable, lorsqu'il possédait certains caractères désignés sous le nom vague

d'*acrimonie*, de perforer la vessie. Galien (1), Paul d'Egi-
ne (2), Avicenne (3), jugeaient ainsi. Chopart (4) et Desault
étaient si persuadés de cette action délétère, que la base de
leur mode de traitement consistait à détourner le cours
de l'urine de la fistule. Gerdy lui attribuait une action
phlogogène et gangréneuse. Jobert ; (5) une action très-
irritante. Leroy d'Etiolles (6) une influence pernicieuse
sur la lymphe plastique.

En 1845, à propos du fait rapporté par Bérard, des chirurgiens soutinrent des opinions à peu près identiques.
Blandin, P. Dubois, Roux, Moreau, prétendirent que l'oblitération complète était à peu près impossible, le séjour de
l'urine dans le vagin s'opposant nécessairement à la cicatrisation.

Bérard, reprenant les cas dans lesquels le vagin avait
été oblitéré en tout ou en partie, soit par suite d'une lésion pathologique, soit artificiellement, fit voir que la présence de ce liquide n'était pas un obstacle aussi grand à
la cicatrisation qu'on l'avait avoué.

C'est encore la crainte du contact de l'urine sur la plaie
qui a inspiré à Stromeyer l'idée de faire asseoir une femme
opérée pendant une dizaine de jours dans un bain de siége
tiède, dont l'eau était sans cesse renouvelée (7).

D'un autre côté MM. G. Simon (8), Menzel (9), Robin (10),

(1) Claudi Galiei, opera Basilice, 1529, p. 278.
(2) Pauli Aginatæ, opus de re medicâ, Paris, 1532, p. 80.
(3) Avicennæ. Liber de Medicis, Basilæ, p. 675.
(4) Académie de médecine, séance du 27 mars 1838.
(5) Jobert. Traité des fistules vésico-utérines; etc., 1852, p. 6.
(6) Leroy d'Etiolles. Mémoire sur des moyens nouveaux de traitement
des fistules vésico-vaginales. Paris, 1842, p. 6.
(7) Communication verbale de l'auteur à la Société médicale du Haut-
Rhin, à Mulhouse.
(8) G. Simon. Mittheilungen, *loc. cit.*
(9) Menzel. Wiener med. Zeitung, 1869, 30 octobre.
(10) Dictionnaire Robin et Littré. Art. Urine.

Verneuil (1), professent que l'urine fraîche n'a pas sur les tissus dénudés l'action irritante que les anciens chirurgiens lui attribuaient.

Aujourd'hui, grâce aux recherches de Muron (2), aux découvertes de la chimie, aux progrès de la physiologie, on est mieux fixé sur le rôle de ce liquide. L'urine exerce une action différente sur les tissus, selon qu'elle est mise superficiellement en contact avec eux, ou propulsée avec force dans leur trame ; selon leur constitution anatomique, selon sa réaction acide ou alcaline, la quantité de sels qu'elle renferme, l'état de l'organisme du sujet.

Faisons tout de suite remaquer que, chez une femme atteinte de fistule vésico-vaginale déjà opérée ou devant être opérée, le chirurgien doit chercher avant tout à éviter l'alcalescence des urines et faire en sorte que ce liquide ne contienne que des principes extractifs en petite quantité. C'est faute de ne pass'être assez conformé à ce précepte en instituant une médication convenable que des praticiens ont vu des accidents se produire aussitôt et même longtemps après l'occlusion vaginale.

L'urine alcaline, surtout celle par fermentation , est très-dangereuse, amenant par elle-même la suppuration et la gangrène. Dans les vastes fistules vésico-vaginales, les urines sont souvent modifiées ; elles se décomposent et laissent déposer dans le vagin, sur les grandes lèvres, sur la face interne des cuisses, un dépôt salin de carbonates et de phosphates calciques, et même de phosphates ammoniaco-magnésiens. Ces qualités du liquide excrémentitiel ne doivent pas être négligées, et M. Verneuil recommande, avant de faire une opération de ce genre, de ramener les urines

(1) Mémoire de la Société de chirurgie, 8 juillet 1863.
(2) Muron. Pathogénie de l'infiltration urineuse. Thèse Paris, 1872.
— Séances de la Société de biologie du 31 mai et du 5 juillet 1873.

à leur état naturel en donnant, soit de l'eau de Vichy, soit de l'eau de Contrexéville.

Depuis le moment où on a placé les fils de suture jusqu'au jour où on les enlève, l'urine peut aussi se décomposer. L'urine peut s'altérer par suite de l'inflammation vaginale provoquée par le traumatisme opératoire ou le séjour des fils ; aussi, malgré l'avis contraire de Simon, pensai-je que la sonde à demeure, qui ne laisse s'accumuler aucune goutte de liquide dans le réservoir de nouvelle formation, est indispensable pendant tout le temps de séjour des fils dans les tissus.

Après la cicatrisation, quand les phénomènes inflammatoires se sont dissipés, que l'occlusion est complète, une question bien importante est de savoir si l'urine peut encore se décomposer.

Avant la lecture à l'Académie du rapport du Dr Giraldès, mon premier guide dans ce travail, il était admis que cette altération ne se produisait jamais et qu'un kolpokleisis complet n'était l'origine d'aucun accident après la cicatrisation.

L'opération que certains chirurgiens persistaient encore à croire *immédiatement dangereuse*, jouissait, de l'avis général, d'*une innocuité absolue dans l'avenir*. Le confinement de l'urine dans le vagin ne devait engendrer aucun désordre, et si quelque esprit frondeur ou incrédule avançait qu'avec un mauvais procédé opératoire cela ne paraissait pas impossible, une telle proposition semblait presque une hérésie. A une hypothèse dénuée de preuves, on opposait le témoignage contraire de l'expérience.

Le mémoire de M. Bozeman sur cette question était passé inaperçu chez nous ; dans tous les travaux français postérieurs à sa publication, il n'en est pas fait mention (1), et à l'heure actuelle, je ne sache pas qu'on en trouve des extraits ailleurs que dans cette thèse. Il régnait, sans conteste, que l'urine pouvait séjourner un jour ou deux sans s'altérer dans le cul-de-sac vaginal. Qu'importait de savoir si ce liquide n'était pas mélangé de matières étrangères propres à changer sa composition chimique; qu'importait la disposition anatomique du réservoir, la texture de ce réservoir, le siége de l'occlusion, toutes choses auxquelles les créateurs de la méthode indirecte, Vidal et Velpeau, attachaient tant d'importance, puisque les résultats étant toujours les mêmes, les suites de l'opération toujours excellentes! Après quarante ans d'expérimentation, la méthode de Vidal sortait victorieuse de toutes les épreuves; elle donnait plus que le chirurgien de l'hôpital du Midi n'en avait lui-même attendu; les conditions ci-dessus devenaient de véritables futilités, qu'il était puéril de discuter.

Une autre raison fit encore que les déclarations de M. Bozeman ne furent accueillies qu'avec beaucoup de réserve et de froideur, tant en France qu'à l'étranger. La forme acerbe de l'article de l'*American Journal* déplut à beaucoup et nuisit plus qu'elle ne servit à la cause du chirurgien américain. On se rappelait les expressions élogieuses (2) avec laquelle il

(1) De Roubaix. *Loc. cit.*
    De Montigny. Thèse citée.
    Herrgott. *Loc. cit.*
    Gilbert. Etude clinique sur les fistules vésico-vaginales. Thèse, Montpellier, 1874.
    Sarry. Contribution à l'étude du traitement de la fistule vésico-vaginale. Thèse, Paris, 1875.
    Planchud. De la coïncidence des fistules recto et vésico-vaginales. Thèse, Paris, 1875, etc.
(2) Expressions que nous avons textuellement reproduites dans le chapitre consacré à l'historique.

avait annoncé sa première occlusion vaginale, et cette longue discussion de priorité pendante entre G. Simon et lui. Plusieurs ne voulurent voir dans un travail de la plus entière bonne foi qu'une œuvre de dénigrement.

Après les conclusions du rapport de l'érudit docteur Giraldès, les derniers doutes sur la possibilité de la décomposition de l'urine après l'occlusion vaginale, disparurent. Aussi, sans partager toutes les opinions de M. Bozeman, conclurai-je que l'urine peut s'altérer dans le vagin, après la cicatrisation ; devenir alcaline, et cette alcalescence être la cause de graves désordres.

Voici quelques exemples à l'appui de ce jugement.

Les premiers seront empruntés à M. Bozeman. A deux reprises, ce chirurgien a été à même, écrit-il, de constater les altérations que pouvait provoquer une urine alcaline stagnant derrière une occlusion vaginale. Tout d'abord, ce fut sur une femme atteinte de fistule vésico-vaginale déjà ancienne dont le vagin s'était tellement rétréci au-dessous de la perte de substance, qu'une bougie n° 6 pouvait à peine pénétrer. Il rétablit le vagin et trouva derrière cette occlusion naturelle un ensemble de lésions développées lentement et sournoisement, qu'on ne pouvait soupçonner. Il les compare à celles qu'aurait entraînées un kolpokleisis chirurgical. Bien que cette observation pèche par sa base, puisqu'il y avait communication du foyer urineux avec l'air ambiant, ce dont ce chirurgien paraît peu se préoccuper, nous la transcrivons, afin de mieux permettre de juger de la valeur de chacun des documents insérés dans l'*American Journal*.

OBSERVATION XXXV.

Mme X. de l'Alabama, femme très-bien conformée, agée de 23 ans, accoucha pour la première fois le 31 mars 1865. Le travail dura quatre-vingt-quatre heures, et fut suivi d'une gangrène qui amena la

____

(1) American Journal of the medical sciences, octobre 1870, p. 110.

destruction d'une partie du tiers inférieur du vagin. Après la guérison il subsista une petite fistule uréthro-vaginale ; plus haut, siégeait une fistule recto-vaginale ; en même temps cette dame était dans l'impossibilité de retenir ses urines ou ses fèces. Cependant, sous l'influence de cette irritation locale persistante, le vagin continua à se rétracter juste au-dessous de la fistule urinaire, en englobant par conséquent les deux fistules : c'est de cette façon que peu à peu l'incontinence des matières cessa complètement.

L'état général s'améliora sensiblement; mais, dix-huit mois après ce dernier accident, et dans le quatrième mois d'une seconde grossesse, Mme X avorta. Aussitôt se déclara une cystite accompagnée d'une excrétion abondante de mucus sanguinolent. Ces phénomènes douloureux durèrent cinq à six jours: ils se renouvelèrent depuis à des intervalles de trois à quatre mois, et leur réapparition sembla toujours être provoquée par une station ou une marche trop prolongées. Nonobstant, la menstruation resta régulière et la santé générale devint excellente.

A la fin de la troisième année, le vagin paraissait complétement fermé : Mme X pouvait rester toute la nuit sans se mouiller ! elle pouvait également se promener sans inconvénient pendant plusieurs heures de suite. C'est alors que survint une aggravation subite dans son état A la suite d'un excès de fatigue, elle éprouve une sensation de pesanteur, comme si une portion de la partie inférieure du vagin tendait à faire issue au dehors : en même temps il existait des besoins impérieux d'uriner, qui se renouvelaient toutes les quatre minutes. Tous ces phénomènes s'accentuèrent de plus en plus, et aboutirent à une vraie attaque de cystite. L'urine, toujours trouble, formait un dépôt épais-visqueux et répandait une odeur très-forte, lorsqu'on la laissait reposer quelque temps. Il y a un an, à la suite d'une fatigue contractée en donnant des soins à une de ses amies, Mme X fut en proie à une nouvelle attaque très-grave, qui se prolongea pendant un mois. Depuis cette époque, l'urine, sauf quelques légères différences de degré, a présenté une coloration trouble, songuinolente ou brunâtre : actuellement nous y trouvons une forte proportion de pus. Pendant l'année qui vient de s'écouler, la santé Mme X a beaucoup souffert : elle est devenue très-nerveuse et ses règles sont extrêmement douloureuses. Elle éprouve une douleur profonde dans la région ovarienne gauche, avec un endolorissement général de la totalité de l'abdomen. Depuis l'automne dernier, l'écoulement menstruel ne dure que quarante-huit heures, et les époques sont retardées de huit ou dix jours. Des douleurs lombaires très-aiguës, avec accompagnement d'exacerbation du côté de la vessie, se reproduisent également à des intervalles de huit à dix jours. Ces phénomènes ont été assez intenses pour provoquer des évanouissements d'une durée de plusieurs heures.

Sous l'influence d'un état aussi grave, et sans aliénation mentale, proprement dite, Mme X..., en était arrivée à un désespoir profond avec tendance au suicide. Heureusement de plus sages conseils ont prévalu, et la malade est venue demander aux ressources de la chirurgie une guérison que la nature avait été impuissante à lui procurer.

Etat actuel (10 mars 1860). — Le vagin ne permet l'introduction que de la bougie n° 6. L'urèthre est oblitéré à un pouce 1/2 du méat. La vulve est fortement excoriée, et le passage des urines y détermine une sensation de cuisson.

Opérations préliminaires. — Notre première indication étant de restaurer le vagin, après avoir soumis la malade à l'éthérisation, et avec l'aide de Drs Fowel et Hirton de New-York, nous pratiquâmes dans le tissu cicatriciel une incision de 1/2 à 3/4 de pouce de profondeur le long des bords. Nous incisâmes ensuite la paroi postérieure ; ayant alors introduit notre spéculum, nous pûmes nous rendre compte de l'état du vagin, lequel était fortement congestionné et parsemé de petits points rouges sur sa paroi antérieure. On apercevait une petite fistule uréthro-vésico-vaginale en dedans du siége de l'occlusion; cette fistule livrait passage à la bougie n° 4. Au-dessus de ce point et dans une étendue de près de 1 pouce, la surface du vagin était recouverte de granulations, qui saignaient au moindre contact. Le col utérin était très-élargi et comme étalé. Un cathéter introduit dans la vessie donnait issue à de l'urine mélangée de pus, fait que nous vérifiâmes tous les trois. La fistule recto-vaginale fut recouverte par notre dilatation du vagin. Nous comptons rétablir la perméabilité de l'urèthre, et ensuite oblitérer d'abord la fistule uréthro-vésico-vaginale, puis la fistule recto-vaginale.

Dans ce cas, c'est l'atrésie spontanée du vagin qui avait mis fin à l'incontinence d'urine, en enclavant dans le tissu cicatriciel la petite fistule. Les muscles du vagin pouvaient alors s'ajouter à l'action du sphincter vésical sur les orifices uréthro-vésinal et vagical, qui étaient presque juxtaposés. Cependant l'urine, en s'écoulant par le vagin, avait attaqué sa muqueuse et le col, ainsi que le prouvaient la congestion et les points hémorrhagiques. L'endométrite et l'ovarite étaient venues s'ajouter à la cystite et à la vaginite. La quantité de muco-pus mélangé de sang rendue en vingt-quatre heures est maintenant d'environ 1/2 pinte.

Une autre fois, dans son voyage en Allemagne, M. Bozeman assista, à Heidelberg, à l'autopsie d'une femme opérée d'épisiokleisis plusieurs années auparavant, par G. Simon (1). A l'ouverture du cadavre, on trouva des calculs dans le vagin, une perforation du rectum, une ulcération de la cicatrice vaginale par la pierre, de la vagino-cystite, de la pyélo-néphrite. A la vue de ces lésions, il serait extraordinaire de voir le professeur Simon soutenir encore sa doctrine qui veut que le confinement de l'urine dans le vagin soit innocent, et l'état des opérées toujours satisfaisant.

M. Verneuil (2) a fait examiner, au laboratoire de la Pitié, les urines d'une femme dont il avait clos le vagin quelques jours avant : « Ces urines présentaient un dépôt considérable, grisâtre, épais et souvent caséiforme.

L'examen microscopique y révélait la présence d'une quantité considérable de cellules épithéliales, larges, provenant de la desquamation de la muqueuse vaginale, des concrétions calcaires très-fines, très-abondantes et composées principalement de phosphates et de carbonates, enfin quelques leucocytes. Ces dépôts, séjournant dans le fond de la cavité irrégulière formée par les débris du vagin et de la vessie, acquéraient parfois une odeur ammoniacale et prenaient des qualités assez irritantes pour provoquer quelques symptômes de cystite. » M. Verneuil obvia *sans peine* à ces légers accidents par des injections détersives abondantes, pratiquées à l'aide d'une sonde et par l'usage interne du bicarbonate de soude et de térébenthine.

Wherner (3) a signalé des désordres analogues. A Giessin, à l'autopsie d'une femme opérée de kolpokleisis depuis neuf ans, il trouva un calcul dans le vagin.

A l'Hôtel-Dieu, dans le service de M. Alph. Guérin, sup-

(1) *Journal de gynécologie*, Paris, n° de septembre 1875.
(2) *Journal de gynécologie*, Paris, n° de mai 1874.
(3) American Journal, *loc. cit.*

pléé par M. le docteur Nicaise, j'ai vu une femme dont je rapporterai quelques pages plus loin l'observation, qui offrait une série de lésions, dont le point de départ avait été, à n'en pas douter, l'alcalescence de l'urine.

Enfin, nous avons pu examiner au laboratoire de l'Hôtel-Dieu, les urines d'une femme opérée d'occlusion vaginale par M. le professeur Richet, et chez laquelle il persistait un petit pertuis.

Dans les deux mois qui suivirent le kolpokleisis, l'urine, exhalant une odeur ammoniacale très-prononcée, resta louche, déposant par le repos un précipité blanchâtre. Si, avec une pipette, on portait sous le champ du microscope une gouttelette de ce sédiment, on voyait qu'il était constitué par des cellules épithéliales des leucocytes en grand nombre, des cristaux de phosphate ammoniaco-magnésien, et par quelques blocs hématoïdiens.

Peu à peu l'urine s'éclaircit, et au moment de la sortie de la malade, quand il ne restait plus dans le vagin qu'un pertuis de quelques millimètres, bouché pendant trois heures par un mécanisme expliqué dans mon observation, le liquide vésical devenu limpide ne renfermait que ses produits morphologiques normaux. Cette humeur n'avait plus aucune odeur ammoniacale.

La possibilité de la décomposition de l'urine étant prouvée par ces observations, il s'agit de savoir quelles en sont les causes, et quels sont les moyens de l'empêcher. Pour cela, il nous suffira d'analyser chacun de ces cas.

La première observation de Bozeman et la mienne doivent être écartées ; dans ces deux cas, l'urine était contenue dans un réservoir incomplètement formé.

Les plus fanatiques de l'occlusion vaginale n'hésitent pas, en effet, à déclarer qu'un pertuis, si minime soit-il, permet la décomposition putride du liquide urinaire. L'orifice de communication n'aurait-il que quelques millimètres, le passage de l'air ne serait-il qu'intermittent, ce passage ne se produirait-il que pendant quelques secondes, tous les opérateurs conviennent que c'en est assez pour amener cette décomposition. On ne peut donc tirer aucune conclusion de ces deux examens des urines.

L'observation de la malade de M. Verneuil ne me paraît pas plus concluante; le vagin était hermétiquement fermé, il est vrai, mais l'opération, que l'on me passe cette expression, n'avait pas eu le temps de *vieillir*; elle ne datait que de quelques jours quand on procéda à l'examen des urines. Une femme, quittant l'hôpital avec des urines physiologiques et se représentant longtemps après avec des urines pathologiques, peut seule servir d'exemple. Un examen prématuré n'a pas grande valeur, il ne faut pas accuser à la légère un procédé opératoire et le rendre responsable d'un état pathologique antérieur à toute manœuvre chirurgicale.

Il reste donc trois observations irréfutables d'altération de l'urine à longue échéance, alors qu'après le kolpokleisis, sous l'influence d'un traitement convenable, elle était devenue normale. Ces observations appartiennent à Wherner, à G. Simon, à M. le D\u1d63 Galliet (de Reims). Chez deux de ces femmes, Wherner et M. le D\u1d63 Galliet complétèrent une occlusion en voie de formation au-dessous de la fistule; chez la troisième, G. Simon fit une occlusion vulvaire, bien qu'il restât une portion de la cloison uréthro-vaginale. Pour toutes les trois, le procédé opératoire avait été mauvais, et le résultat avait été une poche urinaire défectueuse, dont je m'occuperai bientôt.

Si on nous demande pourquoi l'urine s'altère dans une poche urinaire de cette nature, nous répondrons que nous l'ignorons, mais que le « faict est. » Rien du reste de plus obscur que les causes de l'alcalinité de l'urine.

A propos de l'alcalinité, la plus commune, celle due à la transformation de l'urée de l'urine en carbonate d'ammoniaque, les théories les plus dissemblables ont trouvé, tout récemment, des défenseurs à l'Académie (1).

MM. Bussy et Dumas ont avancé que l'urine pouvait se transformer en carbonate d'ammoniaque, spontanément en dehors d'un ferment.

MM. Miahle et Pasteur se sont déclarés partisans de l'altération de l'urine due à l'existence d'un ferment.

M. Pasteur croit, en outre, avec plusieurs médecins compétents, qu'il faut tenir grand compte des maladies des organes génito-urinaires et de leur action sur le produit de la sécrétion vénale.

Ce qu'il y a de certain, c'est que dans un kolpokleisis, si l'occlusion est au-dessous de la fistule, le plus souvent tout le liquide ne sera pas excrété au moment de la miction. Ce qui le prouve, c'est que, si on introduit une sonde dans le vagin, à travers la fistule, aussitôt que la malade a uriné, on retire encore une certaine quantité de liquide. Suivant la théorie que l'on adoptera cette urine se sera altérée soit spontanément dans le vagin, indépendamment de tout ferment, soit parce que la sonde que l'on néglige de chauffer, lui a apporté une quantité innombrables de vibrions, germes de toutes les fermentations. Telle serait, si l'on veut, l'origine de la transformation de l'urine dans le bas-fond vaginal. Cet état patholologique acquis, on conçoit que des gouttelettes de cette urine séjournant derrière les godets, dans les dépressions que forment les brides cicatricielles, dans les anfractuosités d'un réservoir irrégulier, deviennent à leur tour des éléments de viciation pour celles qui se mêlent constamment à elles. Ce liquide corrompu attaque les parcelles de muqueuse plus ou moins larges qui restent entre les brides conjonctives, il les enflamme, corrode les tissus, et la phlegmasie gagne chaque jour en étendue et en profondeur.

(1) Bulletins de l'Académie de de médecine. Discussion sur la fermentation. Séances du mois de février, mars, etc., 1875.

En étendue, la maladie, primitivement localisée à la portion du vagin au-dessous de la fistule, se propage à tout le bas-fond vaginal, à la vessie, aux uretères, aux bassinets, aux reins.

En profondeur, elle s'étend aux diverses couches composant ces organes. La surface interne du réservoir est noirâtre, elle se recouvre d'un mucus puriforme ou d'un pus grisâtre, on comprend l'influence que doit avoir ce catarrhe que Meckel appelait *lithogène* sur la précipitation des sables et des graviers dans l'urine. Aussi ces lésions fondamentales en entraînent-elles d'autres beaucoup plus graves. Il se forme des calculs dans le vagin coïncidant avec des vagino-cystites et des pyélo-néphrites chroniques, calculs qui peuvent ulcérer le diaphragme d'occlusion, perforer le rectum, et même se reproduire après une première extirpation.

Tel serait, si l'on veut, l'enchaînement des lésions dans la fermentation ammoniacale, malheureusement pour les théoriciens, le point de départ n'est pas toujours le même, l'urine peut être alcaline sans être ammoniacale. Nous nous sommes déjà trop aventuré sur le terrain glissant de l'hypothèse, pour rechercher encore les causes primordiales des autres alcalescences. Ce qu'il importe de savoir, c'est que l'urine peut devenir alcaline dans le vagin et cette alcalinité être due :

A du bicarbonate de potasse ou de soude ;

A du phosphate basique de soude ;

A du carbonate d'ammoniaque.

L'alcalinité de l'urine par le bicarbonate de potasse ou de soude ne saurait nous arrêter. Ces deux sels ne sont jamais dissous en assez grande abondance dans l'urine pour que leur présence puisse y devenir dangereuse.

Il n'en est plus de même pour les deux autres variétés d'urine.

Dans la seule analyse de calcul vaginal qui ait été faite

(c'est celle de M. Nicaise) la concrétion était formée par du phosphate ammoniaco-magnésien. Ce corps était le résultat de la décomposition du phosphate basique de soude par les acides que l'on trouve dans l'urine et de la décomposition de l'urée. L'alcalescence de l'urine par le carbonate d'ammoniaque était la condition essentielle de cette combinaison. La présence de ces deux sels dans l'urine est donc fort à redouter. A l'avance on pouvait presque annoncer cette composition des calculs : la gravelle phosphatique n'est-elle pas en effet celle qui est liée le plus souvent à un catarrhe des voies urinaires. C'est pourquoi tout en dirigeant contre les calculs une fois formés, un traitement chirurgical que nous indiquerons plus loin, il sera bon de combattre cet état catarrhal. Si chimiquement les eaux alcalines ont une action inexplicable, cliniquement elles jouissent dans ce cas d'une véritable efficacité. On prescrira donc à l'intérieur, soit de l'eau de Contréxille, de Vichy, d'Ems, de Plombières, ou plus simplement du bicarbonate de soude dissous dans l'eau.

En résumé, sur le point particulier de l'alcalinité des urines, après le kolpokleisis, notre opinion est :

« L'urine peut devenir alcaline dans le bas fond vagi-
« nal. Cette alcalinité est exceptionnelle, elle se produit
« sous certaines influences dont plusieurs sont inconnues,
« mais dont la principale est la stagnation dans le vagin
« d'une certaine quantité d'urine après la miction ; stagna-
« tion qui est la conséquence d'un procédé opératoire mau-
« vais imposé quelquefois impérieusement par la nature ou
« la maladie, au chirurgien. Cette alcalescence n'est dange-
« reuse qu'autant qu'elle est due à du phosphate basique de
« soude, ou à du carbonate d'ammoniaque elle consti-
« tue le premier anneau d'une chaîne pathologique que l'on
« peut rompre en surveillant attentivement l'état du liquide
« urinaire et en instituant un traitement approprié. »

Cette dernière proposition mérite quelques mots d'explication.

Je crois fermement qu'on peut empêcher le développement de ces lésions, même si le réservoir est défectueux.

Aussitôt qu'on s'apercevra que l'urine deviendra alcaline, on donnera les boissons destinées à modifier l'état catarrhal, on sondera la malade de manière à ne laisser croupir aucune goutte de liquide au-dessous de la fistule, on fera des injections répétées dans la nouvelle vessie : grâce à ces précautions on préviendra tout accident. C'était un tort de ne pas convenir d'un mal qu'on pouvait éviter par un bon procédé opératoire, ou qu'on pouvait enrayer dès son début à l'aide de quelques soins, si le procédé opératoire était mauvais.

L'urine fraîche, normalement acide, n'a pas sur les tissus cette action irritante de l'urine alcaline, à peine les cautérise-t-elle très-légèrement ; c'est pourquoi il faut ramener l'urine à cet état avant de faire l'avivement. Panser les plaies avec de l'urine est un usage journalier à la campagne. Quelle que soit la nature de la plaie, les paysans emploient avec usure ce vulnéraire, avec la ferme conviction d'échapper à tout accident. Et de fait, leurs plaies rosées, granuleuses, se cicatrisent vite. Ce préjugé populaire ne resterait pas aussi vivace si les effets de ce liquide étaient réellement désastreux. G. Simon s'est attaché à démontrer que l'urine n'exerce aucune influence fâcheuse ni sur une plaie ni sur une cicatrice, et que par conséquent elle n'est pas un obstacle à la réunion par première intention et ne détruit pas celle qui s'est effectuée. Muron et MM. Menzel, de Roubaix, Verneuil, Herrgott confirment cette opinion. Des plaies par instruments tranchants, sans perte de substance, se sont réunies par première intention, malgré des applications d'urine avant leur adaptation ; des plaies avec perte de substance, pansées plusieurs fois par jour avec de l'urine, ont eu le bourgeonnement régulier qui précède la cicatrisation. La crainte des chirurgiens pour l'urine était donc exagérée. Sur une plaie récente, un badigeonnage avec de l'urine produit un effet cathérétique très-faible ; si on ne renouvelle pas l'application de ce topique, la cicatrisation se fait par première intention ; dans le cas contraire, la surface intéressée se recouvre d'un enduit pultacé, grisâtre, de même nature que celui qu'on trouve quelquefois sur les anciens vésicatoires ; mais la réunion par seconde intention se fait comme après un pansement ordinaire. Sur une plaie de la face antérieure de la jambe gauche, avec une grande perte de substance, que portait un homme couché dans un des lits de mon service, j'ai pu placer des plumasseaux de charpie imbibée d'urine fraîche, voir un exsudat membraniforme se produire, et la cicatrisation n'en être cependant pas retardée. Au laboratoire de l'Hôtel-Dieu, j'ai entrepris sur différents animaux des recherches sur l'influence que pouvait exercer ce mode de pansement sur des plaies nouvelles ou anciennes, de forme et d'étendue variables. Que je me sois servi de l'urine de l'homme ou de la leur, l'innocuité a toujours été aussi grande. Que l'on veuille pourtant remarquer que l'urine des animaux est fort différente de l'urine de l'homme, en ce qui concerne les proportions d'urée; cet agent, si énergique quand il est injecté dans le tissu cellulaire, ne paraît pas avoir ici d'importance. Donc :

« Si par hasard l'urine s'interposait un instant entre les « surfaces avivées, la réunion par première intention ne « serait pas empêchée; si le contact était prolongé, et qu'il « se formât des pertuis, ceux-ci pourraient encore s'obli« térer spontanément par suite du bourgeonnement régu« lier de la plaie. »

Enfin, si la réunion fait défaut sur toute l'étendue de la ligne d'avivement, l'arrosement prolongé des surfaces saignantes par le flot d'urine aura pour effet de faire un seul tout désormais solidaire de la plaie et du plan sous-jacent et d'empêcher l'infiltration urineuse en rendant plus adhérentes ensemble les parois vésicales et vaginales et les parois rectales et vaginales.

Cette crispation des tissus en présence de l'urine, la formation de l'ourlet cicatriciel, la rétraction inodulaire expliquent ce rétrécissement du vagin que nous avons déjà signalé plus loin, dans les opérations où toutes les sutures ont cédé. Dans ce cas, je ne serai pas d'avis de tenter une seconde opération dans le lieu même du premier avivement; car, sans admettre que le tissu de cicatrice ne peut servir (1), je pense qu'il supporte mal les tractions, et qu'on a plus de chances de réussir en opérant au-dessous de la saillie concentrique que forme l'anneau cicatriciel.

2° Elle est dangereuse.

Les dangers inhérents à cette opération seraient de deux ordres :

La femme peut succomber *aussitôt ou peu après l'opération*, triste conséquence d'une action chirurgicale non commandée par les circonstances ; la femme peut, après plusieurs années, être en butte à des accidents graves pouvant même amener la mort. Nous ne parlons ici que des *dangers immédiats*, remettant à quelques pages plus loin l'étude des *dangers consécutifs*.

Aux 18 cas de G. Simon et aux 30 autres des chirurgiens allemands mentionnés dans l'ouvrage de 1868 du professeur d'Heidelberg, nous en avons ajouté 56, ce qui forme un total de 104 oblitérations vulvo-vaginales suivies de succès ou d'insuccès ; dans ce chiffre, nous ne relevons que 7 morts survenant après l'opération.

---

(1) De Roubaix, *loc. cit.*

Nous présentons un tableau de ces opérations malheureuses.

Nos D'ORDRE.	NOM DE L'OPÉRATEUR.	PROCÉDÉ OPÉRATOIRE.	CAUSE DE MORT.	TEMPS APRÈS L'OPÉRATION.
1	MM. Bérard	Infibulation.	Péritonite diaphragmatique.	22e jour.
2	Péan	Elytroplastie à un lambeau.	Erysipèle.	19e jour.
3	Sims	Kolpokleisis par avivement et suture des parois vaginales.	Péritonite.	4e jour.
4	Herrgott	Id.	Péritonite « puerpérale » ?	10e jour.
5	Studsgaard	Id.	Abcès du bassin.	Indéterminé.
6	Maisonneuve	Episiokleisis.	Phlébite.	6e jour.
7	Billroth	Id.	Phlegmon gangréneux de la vulve.	10e jour.

En analysant ces chiffres, nous trouvons comme moyenne :

1° Que l'occlusion vulvo-vaginale compte 7 morts sur 104 opérées, soit 1 sur 15 opérées ;

2° Que l'occlusion vulvaire compte 2 morts sur 13 opérées, soit 1 sur 6 ;

3° Que l'occlusion vaginale compte 5 morts sur 91 opérées, soit 18 opérées. Mais il faut pour se placer dans les mêmes conditions que pour l'occlusion vulvaire, déduire les 6 occlusions vaginales tentées à l'aide des caustiques qui n'ont donné lieu à aucun accident. On a ainsi 5 morts pour 85 opérées, soit 1 mort pour 17 opérations.

Le chagrin de perdre une personne qui, pleine de santé, vient solliciter une intervention pour remédier à une infirmité dégoûtante, mais non incompatible avec la vie ; le vif désir de défendre une opération attaquée de parti pris, a fait que les opérateurs ont voulu presque toujours attribuer à des causes étrangères, — au génie épidémique, à une maladie intercurrente, à une diathèse,

(1) Séance de l'Académie de médecine, avril 1875.

— l'issue funeste de leurs opérations. En cela, ils ont été merveilleusement servis par les circonstances, la péritonite, cause la plus fréquente de mort dans l'occlusion vaginale, étant survenue généralament plusieurs jours après l'opération (quatre jours au minimum jusqu'à un temps indéterminé), indépendamment de toute inflammation qui se serait propagée des surfaces avivées au péritoine, indépendamment de toute trace de plébite ou de lymphangite.

Que dit Bérard : « Je ne pense pas que mon opérée ait succombé aux suites immédiates de l'opération ; elle était au 22ᵉ jour, convalescente; elle s'expose au froid, contracte une pleurésie et une péritonite diaphragmatique, et succombe. »

La femme que Sims opéra dans le service de M. Nélaton à l'hôpital des Cliniques, était tuberculeuse, et, avant de la traiter, il avait été nécessaire de l'envoyer quelques jours à la campagne pour rétablir sa santé affaiblie. Elle mourut le soir du 4ᵉ jour de l'opération. A l'autopsie, on trouva qu'il y avait une péritonite sans lésion des organes génito-urinaires; la réunion était incomplète; le poumon était farci de tubercules, et le foie gras comme chez les phthisiques.

L'opérée de M. Herrgott eut le 10ᵉ jour une péritonite mortelle. La phlegmasie, généralise à toute la séreuse, avait l'aspect des péritonites puerpérales; elle n'était pas plus marquée dans le petit bassin (à ce moment, il y avait à la Clinique obstétricale de Strasbourg des péritonites purpérales et plusieurs élèves suivaient les deux services de chirurgie et d'accouchement).

L'auréole d'avivement était réunie incomplètement. La muqueuse du vagin et de la vessie était grisâtre; la muqueuse utérine était grisâtre dans sa position cervicale, normale dans le reste; les trompes n'étaient pas malades. M. Herrgott conclut que la mort a été probablement la conséquence d'une intoxication puerpérale par transmis-

sion indirecte, le traumatisme rendant plus impression-
nable à ces intoxications.

L'observation de la malade du Dr Studsgaard est trop
incomplète pour que l'on puisse décider s'il y a eu une
corrélation entre l'opération et les lésions trouvées à l'autopsie dans le petit bassin. Cette femme, soumise à une
première opération le 11 août 1871, subit plus tard deux
opérations complémentaires; or, ni le moment de ces
opérations, ni l'époque exacte de la mort n'ont été indi-
quées. Ne serait-ce pas de la part de l'opérateur un oubli
motivé par cette tendance qui veut que, dans un kolpokeisis
suivi de mort, l'opération ne soit pour rien dans cette
terminaison fatale? C'est ce que nous ne nous permettrons
pas de juger; on appréciera mieux cette observation en la
lisant.

Observation XXXVI (1). — Salomonsen L. W. Fistula vésico-uterina
Kolpokleisis Hospitalstitende, 16 Jahrg, p. 69.

Une femme de 40 ans, non mariée, avait eu deux enfants; le dernier il y a cinq ans et demi. Il y a deux ans (1869), elle fut soignée
pour une métrite avec paramétrite qui donna lieu à un écoulement
puriforme par le vagin. En 1871, survinrent de nouveaux symptômes
de péritonite. L'utérus était situé profondément et immobile. Du pus
s'échappa avec l'urine, et peu de temps après la disparition des douleurs, survint de l'incontinence d'urine dans le vagin. On constata
l'existence d'une fistule vésico-utérine, d'environ 0,01 cent. Traitée
par la cautérisation au nitrate d'argent la fistule devint plus grande et
l'orifice utérin fut fortement ulcéré. La muqueuse vaginale fut excisée
en cercle sur une largeur de 4 à 5 lignes; on posa 9 sutures avec des
fils d'argent, et l'on ferma complètement le vagin dans son diamètre
transversal. Au bout de 12 jours, on enleva les dernières sutures, et
l'on trouva simplement aux extrémités de la cicatrice de chaque côté
un trou de la grandeur d'une tête d'épingle. Plus tard on chercha en
vain à fermer ces deux ouvertures.

Cette femme mourut en 1872, après avoir souffert du typhus, de la
maladie de Bright et de la dyphthérie du vagin. A l'autopsie on trouva la barrière vaginale entièrement détruite et un grand abcès du bassin entourant la partie inférieure de l'utérus communiquant avec la
vessie.

L'opérée de M. Péan mourut 19 jours après le kolpo-kleisis d'un érysipèle survenu le 9e jour ayant eu la vulve pour point de départ, puis étant remonté d'abord le long du dos, entre les deux épaules, et en suivant un chemin inverse, s'étant étendu à la face antérieure des cuisses.

L'oblitération était complète, les organes génitaux intacts. Il est à remarquer qu'il y avait à l'hôpital une véritable épidémie d'érysipèle, et que presque toutes les blessures, soit traumatiques, soit chirurgicales, qui se trouvaient dans le service furent soumises à cette complication.

L'autopsie de la malade de M. Maisonneuve fit reconnaître — « une pleurésie accompagnée d'abcès métastatiques dans les deux poumons. Les organes génito-urinaires étaient sains, sauf un petit abcès dans le tissu cellulaire du périnée, au voisinage du point où il avait pratiqué une ponction. » — L'occlusion vulvaire était presque complète depuis quatre mois et demi, quand M. Maisonneuve songea à compléter l'oblitération du vagin et à établir une fistule recto-vaginale; de la sorte, la malade aurait pu rendre ses urines à volonté. Malheureusement, comme nous l'avons dit, l'orifice fistuleux se rétrécit peu à peu, et comme la malade supportait impatiemment toutes les manœuvres opérées par le rectum, il crut avoir trouvé la solution du problème en laissant se fermer la fistule recto-vaginale et en ouvrant une fistule au centre du périnée.

Le 25 février 1852, il pratiqua une ponction entre le rectum et la vulve oblitérée, et introduisit par cette ouverture une sonde de gomme élastique.

Cette opération, si simple dans son exécution, donna

lieu à des accidents terribles de phlébite, et la malade succomba le 3 mars 1852 (1).

L'opérée de M. le professeur Billroth succomba le 10° jour à un phlegmon gangréneux de la fistule. M. Billroth est le seul qui ne cherche pas à palier son insuccès et qui reconnaisse que la mort a été le résultat de son opération.

Nous en demandons bien pardon à MM. Maisonneuve et Péan, mais nous ne saurions admettre cette distinction subtile qui veut qu'une mort survenue à la suite d'une *opération complémentaire* ne soit pas justifiable de la méthode indirecte.

A part les trois cas de MM. Maisonneuve (2), Péan et Billroth, la cause de la mort a toujours été la même, la péritonite.

Tout en tenant grand compte du milieu dans lequel se trouvaient les opérées, de leur état de santé antérieur, de l'influence des maladies constitutionnelles sur la marche des lésions traumatiques, des prédispositions spéciales à chaque individualité pouvant entraîner des conséquences imprévues qui ne permettent pas jusqu'ici de donner à l'action du chirurgien ou du médecin un caractère de certitude absolue (3), il nous semble qu'entre ces péritonites mortelles et l'occlusion vaginale il y autre chose qu'une coïncidence.

Dans les autopsies de femmes mortes après le kolpokleisis, dorénavant il sera très-urgent, avant de se prononcer sur la cause de la mort, de procéder à l'examen de l'état des trompes. La salpingite est souvent suivie de péritonite pouvant éclater sous les influences les plus légères, par les causes les plus futiles, comme le disait le professeur Lorain (4) : « Les femmes qui en sont atteintes

(1) Canstatt's, 1873.

(2) Maisonneuve. Ann. chirurg. Paris, 1864, t. II, p. 668 et suiv.

(3) Herrgott. *Loc. cit.*

(4) Lorain. Injections vaginales suivies de mort, *Gaz. des Hôpitaux*, 1873, p. 1114.

sont en présence d'un danger continuel et sous le coup d'une menace de mort. »

M. Seuvre (1) a montré de quelle manière se produisaient ces accidents : « une simple excitation (toucher, injection vaginale) suffit pour mettre en jeu la contractilité des trompes, et le liquide qu'elles renferment distille goutte à goutte dans la cavité du péritoine. » — De là des symptômes variables, depuis la péritonite légère et atténuée, jusqu'à la péritonite généralisée et grave.

A l'autopsie, il ne faudrait pas dire non plus que l'inflammation ne provient pas de l'utérus, si on ne rencontre pas d'inflammation de l'isthme de la trompe, car, en raison de la faible vascularisation et du peu de développement de la muqueuse de l'isthme, l'inflammation y est superficielle et fugitive ; elle ne fait que passer sur elle pour courir vers une muqueuse plus épaisse et plus active, celle de l'ampoule et du pavillon (2). Si donc il y a une métrite avec une inflammation de l'ampoule et du pavillon, sans lésion apparente de la muqueuse de l'isthme, il ne faudra cependant pas hésiter à conclure à la propagation de l'inflammation.

Nous accordons volontiers que les autopsies précédentes aient été bien faites, qu'il n'y avait aucune phlegmasie utérine et tubaire, et cependant nous regardons encore la péritonite comme le résultat de l'opération. Chez les femmes dont l'accouchement a été laborieux terminé spontanément ou à l'aide du céphalotribe ou du forceps, ou d'autres manœuvres obstétricales ; il reste souvent un peu de pelvi-péritonite chronique, et la moindre opération pratiquée sur les organes génitaux suffit pour déterminer une péritonite suraiguë généralisée. Cette pelvi-péritonite sourde n'est même pas indispensable ; on sait les modifi-

____

(1) Seuvre. .— Recherches sur l'inflammation des trompes utérines et ses conséquences. Thèse Paris, 1874.

(2) Seuvre. *Ibid.*

cations apportées au péritoine par la parturition; la séreuse acquiert une espèce de susceptibilité, de prédisposition morbide, mise en éveil par la moindre tentative opératoire sur le vagin, l'utérus ou ses annexes.

Quant au siége de la péritonite, il n'empêche pas non plus d'établir une relation directe de cause à effet ; rien n'est plus fréquent, chez les nouvelles accouchées, que de voir des inflammations très-distantes déterminées par l'état puerpéral (1).

Cette péritonite sera d'autant plus éventuelle qu'on opérera à une époque très-rapprochée du début de la maladie; il vaudra donc mieux temporiser, attendre que les tissus soient moins friables, et consacrer plusieurs mois au traitement simple et aux soins hygiéniques.

Il est difficile d'appliquer plus particulièrement à la méthode indirecte, l'épithète de *dangereuse*. Il n'y a là rien de spécial, *elle n'est pas plus dangereuse que n'importe quelle opération faite sur les mêmes organes et dans les mêmes conditions*. Le mot *danger* constitue un de ces reproches adressés à presque toutes les opérations tentées pour la première fois, du reste, d'autres opérations analogues, la perinéorraphie par exemple, sont adoptées alors qu'elles présentent un chiffre de mortalité plus élevé que l'occlusion vaginale.

Nous dirons plus, *la méthode indirecte n'est pas plus meurtrière que sa congénère la méthode directe.*

Jobert (2) sur 137 fistules opérées directement de 1835 à 1860, note 26 morts, soit 1 sur 5 des femmes opérées.

M. Monteros (3), sur 25 fistules opérées d'après les procédés de M. Sims, enregistre 2 morts, soit 1 mort sur 12 des femmes opérées.

(1) Paul Dubois, Blandin, Gerdy. Bullletin de l'Académie de médecine, 1845, t. X, p. 415.
(2) Jobert. De la réunion en chirurgie. Paris, 1864.
(3) Monteros. Thèse cit. Paris, 1864.

M. d'Andrade (1), sur 68 fistules traitées par les procédés de M. Boseman, a 2 morts, soit 1 sur 34 des femmes opérées.

M. de Roubaix (2), sur 24 opérées a 2 morts, soit 1 sur 12 des femmes opérées.

Ces chiffres, malgré leur variabilité, sont sensiblement les mêmes que ceux que nous avons donnés pour l'occlusion génitale. Ces résultats prouvent infailliblement que la méthode indirecte aussi bien que la méthode directe doit rester dans le domaine de l'art de la chirurgie comme une bonne et utile conquête.

M. Verneuil croit l'occlusion vaginale plus dangereuse que l'occlusion vulvaire; bien que nous nous réservions d'établir plus tard un parallèle entre ces deux genres d'occlusion, nous devons dire dès à présent sur quel ensemble de faits ce chirurgien se base.

Il s'agit tout d'abord d'une femme opérée de kolpokleisis, par M. Verneuil, et dont l'observation est rapportée dans la thèse de M. Sarry (3). Cette femme, huit jours après l'application des fils de suture, *ressentit une douleur extrêmement vive dans la région hépatique* et tomba en syncope. Elle revint à elle au bout d'une demi-heure, et à ce moment elle se trouva dans un état voisin de l'asphyxie, la face, les extrémités des membres étaient froides et violacées, la respiration anxieuse, les mouvements d'inspiration surtout, semblaient difficiles et même douloureux. Le pouls était petit et fréquent; les battements du cœur, diminués dans leur intensité, n'étaient *pas altérés sous le rapport du timbre et du rhythme.* Pendant cet état syncopal, deux ou trois gardes-robes presque liquides eurent lieu. *La sensibilité du ventre était très-légèrement exagérée d'une manière uniforme.* L'auscultation n'offrait rien

(1) D'Andrade. Thèse cit.
(2) De Roubaix, *loc. cit.*
(3) Sarry. Thèse, Paris, 1875, p. 26 et suiv.

de particulier. Le lendemain le malaise avait complètement disparu.

Ces accidents parurent d'autant plus inquiétants au début, qu'ils semblaient avoir plus d'analogie avec les phénomènes fâcheux, observés une année auparavant dans le même service chez une autre malade placée dans les mêmes conditions et opérée par la méthode directe. L'observation de cette malade, recueillie avec beaucoup de soin, se trouve consignée dans le Bulletin de la Société anatomique (1).

Nous croyons devoir en reproduire les passages les plus importants.

OBSERVATION XXXVII.

X..., opérée le 6 août 1874 d'une fistule vésico-vaginale,

.....Les résultats immédiats de l'opération furent des plus satisfaisants. Pendant tout le temps que les fils demeurèrent en place, toute l'urine s'écoula par la sonde.

13 août. Ablation des fils. La suture semble avoir réussi partout ; mais deux ou trois jours plus tard, toutes les espérances de succès durent être abandonnées ; la malade était inondée dans son lit par l'urine, qui s'écoulait incessamment comme avant l'opération, et qui ne sortait plus par la sonde. Celle-ci fut retirée, et la malade garda le lit jusqu'au 21 août. A partir de ce moment, elle commença à se promener dans la salle.

Le 24. Pour la première fois, par une belle journée, la malade alla se promener dans le jardin. Elle était alors en parfaite santé, mangeant bien, dormant bien, n'ayant que les ennuis de son infirmité.. Ce jour même, elle mangea au repas du soir avec appétit et s'endormit tranquillement vers neuf heures.

A une heure du matin, elle fut tout à coup réveillée par un frisson violent, par une douleur extrêmement vive à la région hypogastrique, et par des envies de vomir. A partir de ce moment, les vomissements devinrent incessants tout le reste de la nuit.

Le 25, matin. T. A. 39°,1. A la visite, nous trouvons la malade le visage très-altéré, pâle, exprimant la souffrance. Elle nous accuse une violente douleur siégeant à la région hypogastrique, ayant son maximum d'intensité surtout immédiatement au-dessus de la symphyse pubienne.

(1) Bulletin de la Société anatomique, 8ᵉ série, t. IX, p. 681.

Le ventre est très-modérement ballonné; il est sensible à la pression, mais peut être exploré, la malade se plaint plutôt d'une douleur profonde, spontanée, que de la douleur superficielle provoquée par l'exploration. Les vomissements sont presque incessants; d'abord alimentaires, ils sont devenus franchement bilieux. La langue est blanche, peu chargée, humide. La respiration fréquente, anxieuse, difficile, à cause de la douleur abdominale. L'examen des régions inguino-crurales ne montre nulle part trace de hernie; du reste, la malade ne s'en est jamais connu.

La vulve, la partie supérieure des cuisses, ordinairement baignées par l'urine, ne présentent ni lymphangite, ni érysipèle; les ganglions inguinaux sont indolents...

Deux verres d'eau de Sedlitz, cataplasmes laudanisés sur le ventre, glace à l'intérieur.

Soir, T. A. 38°,8. Même état; l'eau de Sedlitz a été vomie, il n'y a pas eu de selles.

Le 26, matin. T. A..., 38°,8. L'état s'est aggravé; les vomissements continuent, ils sont toujours biliaires. Le ventre est plus ballonné. Douleur modérée à la palpation, surtout prononcée au niveau des flancs et de la région hypogastrique. Depuis le début de ses douleurs, la malade n'a perdu par l'anus ni selle, ni gaz.

Grands lavements simples à quelques minutes d'intervalle, cataplasmes, glace à l'intérieur.

Soir. T. A... 39°,2. Les lavements ont été rendus sans ramener de matières. Le facies est plus altéré, les vomissements persistent avec les mêmes caractères. La langue est blanche, humide. Potion de Rivière.

Le 27, matin. T. A...37°,8. Même état. Les vomissements persistent, les douleurs ont le même caractère.

Soir, T. A... 39°,1. Pas de selles, ni de gaz. Lavement purgatif; 20 sangsues sur le ventre.

Le 28, matin. Etat général de plus en plus mauvais. Depuis cinq heures la malade s'est refroidie. Les vomissements persistent. Le facies est très-altéré. Les extrémités sont froides, ainsi que le nez et la langue. L'intelligence est intacte; la vue se trouble et la malade ne nous aperçoit plus que comme à travers un brouillard; elle est agitée, elle a le sentiment de sa fin prochaine. En effet, la mort arrive à une heure après-midi, avec les phénomènes extérieurs de l'algidité la plus complète. T... axillaire au moment de la mort, 40°,2.

Autopsie. — Les anses intestinales sont modérément distendues, elles le sont également sur tout le trajet de l'intestin. En soulevant le grand épiploon, nous voyons entre les anses de la moitié inférieure surtout une couche de pus; et, en soulevant le paquet intestinal, nous trouvons l'excavation du petit bassin, remplie par une quantité de pus, qu'on peut évaluer à environ un litre. Ce pus est jaune verdâtre, épais, phlegmoneux. On ne trouve que quelques fausses membranes peu épaisses et peu adhérentes, seulement dans les culs-de-sac recto-utérin et surtout vésico-utérin. C'est évidemment ce point qui a été le siége primitif de l'affection : la malade a donc succombé à une péritonite purulente du petit bassin.

M. Sarry, après avoir rapporté ces deux observations se demande quel rapport il existe entre les accidents survenus dans ces deux circonstances, à des époques où les malades semblaient être à l'abri de toute espèce de danger ? Et il ajoute : « Si dans l'un de ces cas l'autopsie est venue nous éclairer sur la nature de la maladie, il n'en a pas été heureusement ainsi dans l'autre, et dans ce dernier nous en sommes réduits aux conjectures les plus problématiques. Il semble fort difficile de pouvoir rattacher à l'existence d'une *péritonite* les phénomènes qui se sont produits chez cette malade, phénomènes dont l'instantanéité et la courte durée pourraient plutôt faire admettre l'hypothèse d'une *embolie pulmonaire*.

Quoi qu'il en soit, ces accidents semblent avoir néanmoins, un point commun, c'est qu'ils sont *probablement*, dans l'un et l'autre cas, *les suites tardives* d'une opération de fistule vésico-vaginale. Nous ne discuterons pas le diagnostic de M. Sarry, nous ferons seulement remarquer que:

M. Sarry n'hésite pas plus que nous à attribuer à l'opération les accidents observés ultérieurement;

Que la première observation ne saurait être invoquée comme condamnation de l'occlusion vaginale, puisque la méthode directe donne lieu à des accidents analogues à ceux provoqués par la méthode indirecte.

Une autre fois, M. Verneuil (1), en avivant la paroi pos-

(1) Bulletin de l'Académie de médecine, 1875.

térieure du vagin avec le bistouri, lentement et en dédolant, vit apparaître quelque chose d'anormal : c'étaient deux appendices épiploïques; il était tombé dans le cul-de-sac péritonéal postérieur. Il remit les appendices en place et appliqua trois points de suture. L'opération qui en resta là ne fut suivie d'aucun accident. M. le professeur Verneuil avoue que cela l'a empêché depuis d'opérer trop haut ou trop en arrière dans un vagin, où, par suite de lésions variables, les organes ne présentent plus leurs rapports normaux.

Tout cela est certainement fort juste, et on ne saurait trop approuver le conseil prudent de M. Verneuil; mais tous ces cas invoqués par lui pour justifier sa préférence pour l'occlusion vulvaire sont-ils suffisants? Nous ne le pensons pas. Dans l'un des cas, les accidents se dissipèrent peu à peu, et n'avaient rien de particulier; dans l'autre malgré l'ouverture du cul-de-sac péritonéal postérieur, il n'y eut pas d'accident. J'incline à croire qu'avec de la circonspection, en examinant attentivement le vagin, en avivant avec précaution, et en gardant précieusement mémoire du dernier cas de M. Verneuil, on évitera la répétition d'une pareille complication.

Si, d'un autre côté, on se reporte au chiffre bien autrement concluant de léthalité de l'occlusion vulvaire (1 mort par 6 opérées), on voit qu'il surpasse de beaucoup le chiffre correspondant de l'occlusion vaginale (1 mort par 17 opérées). Nous ne nous hâterons pas cependant de conclure. L'occlusion vulvaire n'a pas encore à son actif assez de cas pour qu'on puisse dès à présent juger à coup sûr quel est le plus meurtrier de ces deux genres de kleisis, mais si on voulait, en ne s'appuyant que sur les résultats, émettre prématurément une opinion, ce serait, contrairement à l'avis de M. Verneuil,

Que l'occlusion vulvaire ne semble pas immédiatement moins dangereuse que l'occlusion vaginale.

*3° Elle empêche les rapprochements sexuels et supprime
l'importante fonction de la génération.*

Michon, dans sa thèse d'agrégation, 1841, se joignit aux
illustres chirurgiens de l'Académie pour déclarer qu'un
médecin n'avait pas le droit de faire l'occlusion d'un vagin, pût-il la faire? Que c'était priver une femme mariée
d'avoir des enfants, but de la nature et du mariage. Tel
est aussi un des arguments que j'ai entendu émettre par
M. Bozeman.

Cette objection, je l'avoue, est la plus sérieuse et la plus
délicate ; il est triste de penser que les femmes chez lesquelles l'opération aura réussi seront privées des attributs
de leur sexe et du bonheur d'être mères.

Arrivons cependant à la discussion. Comme point de
départ, nous avons établi qu'il ne faudrait recourir à l'occlusion du vagin que lorsque tous les autres moyens auraient échoué, et que la position de la femme serait
tellement affreuse, qu'il n'y aurait plus d'existence sup-
portable.

Si, en outre, on se rappelle l'état des organes sexuels
des malades (rétrécissement du vagin, brides cicatricielles,
oblitération presque complète du canal), on comprendra
que, par le fait même de leur infirmité, presque toutes ont
renoncé au coït; s'il était encore possible, on n'aurait recours au kolpokleisis qu'après avoir averti le mari et la
femme des conséquences obligées de l'opération et de la
privation qu'elle entraîne.

En ce qui concerne la génération, il est généralement
admis qu'une fistule vésico-vaginale non compliquée
n'empêche pas la femme, qui en est atteinte, de faire des
enfants, mais en est-il de même pour une femme atteinte
d'une fistule compliquée? La question est au moins dou-
teuse, et sera certainement résolue par la négative dans
bon nombre de cas. L'obturation plus ou moins complète
du vagin par des brides cicatricielles, des cloisons ou un

rétrécissement, sont déjà des conditions défavorables à l'imprégnation. Il en est de même des déviations de l'u térus, de l'écoulement continu de l'urine par le col, dans les cas de fistules vésico-utérines, des sécrétions anormales se liant à des inflammations plus ou moins aiguës des éléments anatomiques de la région. Outre ces obstacles mécaniques et ces sécrétions anormales agissant d'une manière défavorable sur le germe mâle, il existe parfois, chez ces mêmes femmes, des causes essentielles et irrémédiables d'avortement et de stérilité.

Parmi les causes de stérilité, il faut citer d'abord l'oblitération des trompes, soit due à leur inflammation, à l'extension d'une phlegmasie utérine péritonéale ou du tissu cellullaire qui les environne. Une seconde cause serait, d'après Joulin (1), l'inflammation des ovaires. Enfin, M. Mercier, reproduisant une idée de Walter, a établi que la péritonite pouvait entraîner la stérilité lorsqu'elle avait produit une adhérence du pavillon de la trompe. D'autre part, Mme Boivin a prouvé que des adhérences qui se sont établies entre l'utérus et les parties voisines, sont souvent causes d'avortement, en raison de l'empêchement qu'elles apportent au libre développement de l'organe pendant la gestation.

On conçoit que ces causes de stérilité et d'avortement puissent se combiner entre elles, de manière à rendre absolument impossible un diagnostic qui est déjà souvent fort difficile, alors qu'on se trouve en présence d'un seul élément pathologique. Ainsi donc, lorsqu'on dit, d'une manière générale, que la méthode indirecte a pour résultat d'empêcher la fécondation, il faudrait d'abord prouver que, dans chaque cas particulier, la grossesse serait, non-seulement possible, mais encore susceptible d'arriver à terme. En réalité, les femmes atteintes de pareilles lé-

---

(1) Joulin. Traité d'accouch. Paris, 1867, p. 165.

sions redoutent plus d'étre mères qu'elles ne le désirent.
MM. les Dr Bloc (1) et Gilbert (2) reconnaissent que les
malades opérées par M. le professeur Courty n'ont jamais hésité à sacrifier la fécondité à la pensée de se débarrasser de leur infirmité. Il en a été de même de toutes
celles que nous avons vues dans les hôpitaux de Paris; ces
malheureuses, se rappelant les souffrances qu'elles avaient
endurées, dans leur dernier accouchement, appréhendaient
au contraire, de devenir à nouveau enceintes.

J'accorde que, s'il existait un moyen de remédier à de
tels désordres, également efficace et exempt de danger
sérieux, l'occlusion génitale devrait être proscrite, mais
en même temps, moi, je n'ai aucune sympathie pour l'idée
de condamner une pauvre femme à vivre sale et dégoûtante vis-à-vis de son mari et de toutes les personnes qui
l'entourent, uniquement parce qu'elle ne doit point être
exclue *de la chance* d'avoir sa part dans l'accroissement de
a population.

Si cependant la femme, jeune encore, sans enfants,
souhaitait vivement une nouvelle grossesse, et que les
présomptions fussent en faveur de sa possibilité, le chirurgien pourrait retarder son opération.

Cette dernière proposition, comme les précédentes, ne
saurait être toutefois acceptée qu'avec certaines réserves.
Il s'agira de savoir si chez cette femme une nouvelle grossesse ne serait pas suivie d'accidents semblables à ceux
qui se sont produits une première fois et qui ont mis sa
vie en péril (3). Avant de se prononcer sur l'opportunité
de cette grossesse, il importera d'examiner l'état des organes sexuels de la femme, de prendre souci de la conformation et des dimensions du bassin, de s'informer de

(1) Bloc. Thèse cit.
(2) Gilbert. Thèse cit.
(3) M. Péan. Leçon clinique professée à l'hôpital Saint-Louis, mars
1876.

quelle manière se sont terminés les accouchements antérieurs. Il conviendra de savoir si la prolongation du travail,
outre le sphacèle d'une portion de la cloison vaginale antérieure qu'elle a entraîné, n'a pas donné lieu pour la
mère à d'autres phénomènes morbides locaux ou généraux
graves, si l'enfant est venu au monde vivant, s'il n'a pas
été nécessaire de l'extraire à l'aide du forceps, ou de lui
broyer la tête avec le céphalotribe.

Cette notion des commémoratifs a bien son importance
si on se rappelle avec quelle facilité déplorable se reproduisent, chez la même femme, certaines présentations
vicieuses du fœtus et divers autres accidents qu'on ne
peut apprécier que pendant le travail. Ainsi, chez une
de mes malades, sans que rien pût expliquer cette complication, à chaque accouchement il y eut une dispro-
portion entre les parties maternelles et fœtales. Tous les
accouchements furent laborieux, un seul enfant vint au
monde vivant, et tous ceux qui vinrent à terme présentaient un volume exagéré de la tête et des épaules.

Instruit par l'expérience du passé et l'examen physique
de la malade, le chirurgien saura dès lors s'il doit retarder
ou avancer le moment de son opération.

Dans ces conditions, nous répondrons à ceux qui objec-
tent que la méthode indirecte de traitement des fistules
vésico-vaginales est inacceptable parce qu'elle empêche
les rapports sexuels et la fécondation :

« I° *Que les femmes ont toujours préféré l'opération aux*
« *souffrances qu'engendre la perte continuelle de l'urine par le*
« *vagin;*

« II° *Que chez plusieurs femmes, par le fait même des lésions*
« *des organes génitaux, la copulation et la fécondation sont im-*
» *possibles, et que, dans le cas contraire, une nouvelle grossesse*
« *n'aurait souvent pour résultat, que d'exposer la vie de la*
« *mère sans pour cela lui donner un enfant à terme et vivant.*

« III° *L'urine peut-elle refluer du vagin dans l'utérus et de*
« *l'utérus aller inonder le péritoine en passant par les trompes?*
« *Peut-elle, par son contact avec la muqueuse utérine, provoquer*
« *des accidents de gravité variable, soit locaux ou de phlogose,*
« *soit généraux ou par action réflexe?* »

La disposition anatomique des parties, les faits cliniques, les expériences physiologiques tendent à démontrer la difficulté et la rareté de la pénétration dans le péritoine d'un liquide contenu dans l'intérieur de la matrice.

Après l'accouchement, la cavité utérine, qui avait été susceptible d'un si grand élargissement, disparaît ; ses parois rapprochées finissent par se toucher, et chez une femme adulte dont l'utérus n'a été le siége d'aucune complication, cette cavité est plutôt virtuelle que réelle ; elle est représentée par une ligne allant du fond au col de l'organe. S'il y a une cavité, c'est que la muqueuse utérine est malade, et que les parois sont éloignées l'un de l'autre par une hypersécrétion morbide.

La cavité du col utérin est réelle, les saillies de l'arbre de vie, bien que disposées de manière à se juxtaposer, n'arrivent cependant jamais à s'adapter d'une manière complète. Cette cavité n'en est pas moins obturée par un bouchon muqueux qui la remplit entièrement.

L'ostium uterinum des trompes n'est pas clos par une valvule, mais certaines fibres musculaires circulaires formant un sphincter ébauché ; un anneau veineux (1), des plis de la muqueuse, du mucus épaissi rétrécissent et quelquefois obturent cet orifice. L'isthme tubaire qui y fait suite est inextensible, ayant à peine 1 millimètre à 1 millimètre 1/2 de diamètre. Ce canal, naturellement très-étroit, est fermé dans certains cas par un arrêt de développement, résultant de l'imperforation du conduit de Müller primitivement plein ; d'ordinaire il est oblitéré par obstruction ou engouement inflammatoire.

(1) Seuvre. Thèse citée.

Avec les progrès de l'âge, il se fait un resserrement graduel de l'utérus et des trompes, resserrement pouvant aboutir à une oblitération définitive. Cette oblitération, généralement partielle, siége spécialement au niveau de l'orifice interne du col de l'ostium uterinum et de l'isthme tubaire. Chez les femmes âgées le danger d'une pénétration de liquide est donc purement imaginaire; chez les femmes plus jeunes, l'inflammation, succédant à la parturition, exagère encore ces dispositions des organes, et ainsi se trouve expliquée anatomiquement la difficulté extrême du passage dans le péritoine des liquides injectés dans le vagin et dans l'utérus.

Les pathologistes ne reconnaissent aux injections intra-utérines, faites pendant la vie, qu'une innocuité relative; innocentes dans la majeure partie des cas, elles peuvent par fois provoquer divers accidents bien connus, mais sur le mode de production desquels on est peu d'accord.

En comprenant toutes les opinions, ce sont :

I° Des péritonites traumatiques résultant du passage dans le péritoine du liquide injecté.

II° Des métrites et des paramétrites, l'inflammation de la muqueuse utérine, exagérée par l'injection, se propageant au tissu de l'organe.

III° Des phénomènes nerveux réflexes dont le point de départ est l'irritation excessive des ramuscules nerveux de la muqueuse par l'injection, phénomènes se traduisant du côté des organes centraux par des accidents de degré variable, depuis la simple douleur, l'évanouissement, jusqu'au collapsus le plus complet; à la périphérie, par des syncopes et un état de contractilité spasmodique des trompes avec distillation dans le péritoine du contenu de la trompe enflammée.

La métrite, la paramétrite, la syncope, le collapsus, si inquiétants qu'aient été les symptômes observés, n'ont jamais déterminé la mort.

La péritonite est l'unique cause de mort à la suite d'injections intra-utérines. Si l'accord est unanime sur ce fait; il s'en faut de beaucoup qu'il en soit de même sur la manière dont se développe cette péritonite.

A une époque encore peu éloignée de nous, la question était aussi simple que possible : on injecte du liquide dans l'utérus, il s'ensuit une péritonite suraiguë, donc le liquide injecté a pénétré dans le péritoine.

Poser la question, c'était la résoudre. Le temps a fait bonne justice de ces conclusions *à priori*, et on sait, dès à présent, qu'il existe peu d'autopsies où il ait été possible d'expliquer d'une façon satisfaisante, par les désordres pathologiques, les symptômes notés pendant la vie.

Prenons, au hasard, trois observations dans lesquelles les médecins disent que la mort a été le résultat de la ipénétration dans le péritoine du liquide de l'injection ntra-utérine, celles par exemple de trois femmes traitées par Barnes (1), Haselberg (2), Joulin (3). Toutes ces femmes étaient affectées de métrorrhagie ancienne;'pour les guérir on leur fit des injections intra-utérines avec une solution de perchlorure de fer très-étendue ; peu d'heures après elles succombaient a des péritonites suraiguës, qui furent attribuées au passage du liquide dans le péritoine.

A l'autopsie, en plus de la péritonite, on trouva : chez les malades de Joulin et d'Haselberg des points noirs sur la muqueuse utérine, et, chez la malade de Barnes, une coloration noirâtre de la plus grande partie du mésentère autour de l'utérus. Eh bien ! de ces trois faits, un seul me semble discutable, c'est celui de Barnes, où on trouva des taches sur la séreuse péritonéale. Le reproche ca-

(1) Barnes. Traité clinique des maladies des femmes, trad. Cordes, Paris 1876.

(2) Haselberg. Monatsscher f. Geburtsk, 1869. Voir aussi Bristish and foreign médic., and chirurg. Review, 1870.

(3) Joulin. Gazette Joulin, 1873.

pital que nous adresserons à Barnes, c'est de ne pas avoir fait analyser ces taches. La coloration noirâtre du mésentère était bien une présomption en faveur de la pénétration de la solution ferrique dans le péritoine, mais ce n'était qu'une présomption, et l'analyse clinique seule pouvait donner une certitude. Si cette observation, que l'on regarde comme une des plus concluantes, est aussi sujette à caution, on comprend qu'il soit inutile de discuter les autres.

Ainsi, nous le répétons, s'il est incontestable que des injections intra-utérines ont été suivies de péritonites suraiguës mortelles, il n'est pas moins douteux que l'on peut presque compter les cas où on a voulu rattacher la mort à une pénétration du liquide dans le péritoine. Parmi ces cas, nous n'en connaissons aucun démontrant péremptoirement et pièces en main ce passage si hardiment affirmé. Ces cas, s'il existent, doivent être si prodigieusement rares qu'on ne peut guère les citer qu'à titre de curiosités pathologiques. Il devient donc nécessaire d'invoquer un autre mécanisme pour expliquer le développement de cette péritonite.

Il est reconnu anjourd'hui qu'elle est le résultat d'une action réflexe dont le point de départ est la muqueuse utérine et le point de réflexion la trompe, qu'elle se déclare surtout chez les femmes présentant des lésions anciennes de l'utérus et en particulier de la trompe. Les hypothèses de la congestion péritonéale par action réflexe ou de la propagation d'une lymphangite partie du col ne sont pas admissibles. Comme le dit Leteinturier (1), « il y a là une rapidité dans le développement des accidents qui va mal avec une lymphangite ou une congestion générale se propageant progressivement aux organes pelviens. »

Lorain, dans un cas d'injection vaginale suivie de mort,

(1) Leteinturier, th. Paris, 1872. Du danger des opérations pratiquées par le col de l'utérus.

explique par l'excitabilité nerveuse de l'appareil tubo-ovarien et le *pouvoir contractile des trompes* la pénétration dans le péritoine du pus renfermé dans leur cavité (1). M. Dolbeau (2) se rattache à cette interprétation, qui toutefois ne s'appliquerait qu'à une série de faits. Cruveilhier (3) avait déjà émis à titre possible la même opinion, qui est aussi celle de M. Béhier (4).

Nous donnons ici les conclusions de la thèse de notre ancien collègue Seuvre sur ce sujet, conclusions que nous adoptons entièrement :

« Tantôt la trompe enflammée contient du muco-pus ; le pavillon est libre d'adhérences, et les tuniques de la trompe ne sont pas altérées.

« Ou bien la trompe est convertie en un abcès dont les parois sont ramollies et devenues friables. Ou bien encore trompe et ovaire enflammés sont soudés l'un à l'autre, au milieu d'un foyer de pelvi-péritonite, avec loges multiples pleines de pus.

« Dans le premier cas, une simple excitation (injections vaginales, toucher) suffit pour mettre en jeu la contractibilité des trompes, et le liquide qu'elles renferment distille goutte à goutte dans la cavité du péritoine. Selon la qualité de ce pus et sa quantité, la péritonite sera plus ou moins étendue et plus ou moins grave.

« Dans le second cas, les parois de la trompe, converties en abcès, peuvent se rompre encore sous la moindre influence et donner lieu aux mêmes accidents.

« Enfin, si des adhérences formées par la pelvi-péritonite isolent les poches purulentes, le pus ne se déversera dans la cavité péritonéale que quand des déplacements brusques seront imprimés à l'utérus. »

(1) Lorain. *Gaz. des hôpitaux*, déjà cité.
(2) Seuvre. — Th. cit.
(3) Cruveilhier. Anat. path., 3e liv.
(4) Béhier. Clin. méd., p. 519.

La physiologie expérimentale confirme ces données de l'anatomie et de la pathologie. Des injections intra-vaginales ou intra-utérines faites sur le cadavre par Vidal (1), Hennig (2), Klemen (3), Scanzoni (4), Lorain (5), et par MM. G. Simon (6), Guichard (7), Guyon (8), Fontaine (9), Alph. Guérin (10), Lannelongue (11) et une foule d'autres ont démontré cette difficulté de pénétration.

Nous avons repris ces expériences, et nous devons le dire, nous ne sommes arrivé qu'à en contrôler la scrupuleuse exactitude.

Nos expériences. sur lesquelles nous croyons inutile de nous arrêter trop longtemps, ont été faites tant à la salle d'autopsie qu'au laboratoire d'anatomie pathologique de l'Hôtel-Dieu.

Nous avons pratiqué des injections dans le vagin et dans l'utérus; les injections utérines ont été poussées dans le col ou dans la cavité de la matrice, dont nous avions perforé une des parois.

Le liquide a été de l'eau colorée avec de l'encre, du lait, du carmin, du bleu de Prusse. La moindre gouttelette faisait tache sur la muqueuse. Nous pouvions ainsi fixer les limites exactes de pénétration de l'injection.

La quantité de liquide injecté et la force de propulsion ont été très-variables; nous nous sommes dispensé d'une évaluation mathématique, peu importante dans ce cas

(1) Vidal. Traité de pathologie ext., t. V.
(2) Barnes. Traité des maladies des femmes.
(3) *Ibid.*
(4) *Ibid.*
(5) *Gazette des Hôpitaux*, déjà cité.
(6) Mittheilungen, etc.
(7) Guichard. Thèse. Paris, 1870.
(8) Guyon-Richet. Anat. chir., 3e édition, 1866, p. 813.
(9) Fontaine. Recherches sur les conjonctions intra-utérines après l'ac couchement. Th. Paris, 1869.
(10) Communication orale.
(11) Communication orale.

particulier. Les instruments dont nous nous sommes servi
ont été le clysopompe ordinaire et surtout l'irrigateur.

Nous donnons seulement le résultat de nos expériences,
en laissant de côté toute question de détails et de manuel
opératoire.

1° *Injections intra-vaginales.* — Quelle que fût la quantité
de liquide injecté dans le vagin ayant conservé ses rapports et ses insertions; quelle que fût la force de propulsion de l'injection, jamais le liquide ne pénétra dans le col
de la matrice.

Les injections dans le vagin détaché des insertions au
pubis, et dont les parois avaient été solidement liées sur la
canule de la seringue, ont donné des résultats tout aussi
décisifs.

Plusieurs fois le vagin éclata par suite de l'excès de
pression qu'exerçait sur ses parois le liquide qu'il contenait; jamais la moindre gouttelette d'eau colorée ne put
être retrouvée sur la muqueuse du col.

Comme M. Guyon (1), je crois qu'il serait puéril de supposer que des injections vaginales faites pendant la vie,
qu'on pousse toujours avec de grands ménagements,
pourraient traverser le canal utérin, toute la longueur des
trompes et atteindre le péritoine, quand, sur le cadavre,
alors qu'on injecte le liquide avec force et qu'on l'empêche
de rétrograder, on ne parvient pas à en faire passer une
goutte.

2° *Injections utérines.* — A. — Les injections faites dans
le col de la matrice n'ont pas toujours donné des résultats
identiques; tantôt elles ont pénétré dans le péritoine, tantôt elles n'ont pas pénétré.

Il est impossible de faire passer du liquide dans les
trompes, si le liquide est injecté doucement, lentement, s'il
peut refluer aisément dans le vagin dès que la cavité de la
matrice est suffisamment distendue.

(1) Guyon. — Richet. Anatomie chirurgicale, 3° édit. 1866, p. 813.

Mais que l'orifice du col soit entièrement bouché par la canule, que le liquide soit propulsé avec violence et rapidité, il pénétrera dans les trompes, et de là dans le péritoine.

B. — Les injections faites en perforant une des parois de l'utérus sont soumises aux mêmes conditions que les précédentes ; suivant les cas, elles ont ou n'ont pas pénétré, le liquide coulant seulement du pavillon de la trompe dans le péritoine, si le col utérin était presque imperméable, ou si le liquide était injecté trop vite ou avec trop de force.

Les expériences faites sur le cadavre tendraient donc à démontrer que, dans certaines circonstances, la pénétration du liquide de l'injection intra-utérine dans le péritoine n'est pas impossible. Simon, lui aussi, avait été frappé de ces résultats.

Comme moi, il avait pu, au moyen d'un clysopompe, faire passer de l'eau de l'intérieur de la matrice dans la cavité abdominale, et il avait craint que cet accident ne se produisît après le kolpokleisis.

Après avoir étudié l'anatomie, la pathologie et la physiologie de l'utérus dans ce qu'elles ont de plus propre à expliquer les phénomènes morbides qui peuvent résulter du contact d'un liquide avec la muqueuse utérine, il nous reste à exposer la manière dont se comporte l'urine renfermée dans la matrice. Il nous faut montrer pourquoi les appréhensions de pénétration que les expériences sur le cadavre devaient faire naître ne se sont pas réalisées ; pourquoi, l'urine mise en présence de la muqueuse utérine ne provoque jamais ces accidents locaux ou généraux que causent parfois les injections.

On peut conclure, d'après les résultats fournis par les injections intra-vaginales, que, dans le kolpokleisis ou l'épisiokleisis employés comme moyen de traitement contre les fistules vésico-vaginales ou uréthro-vaginales, l'urine enfermée derrière l'occlusion ne pourra refluer dans le col de la matrice.

Dans les fistules vésico-utéro-vaginales profondes de Jobert, l'uriné ne pourra non plus, après la réunion de la lèvre postérieure du col au bord antérieur de la fistule, passer de la vessie dans le péritoine après avoir traversé l'utérus; car, en admettant, ce qui est contraire à tous les faits d'observation, que l'urine pût s'introduire dans la matrice, le col, dont la lèvre antérieure est détruite, est largement ouvert, et le reflux facile.

Dans les fistules urétero-utérines ou vésico-utérines traitées par le procédé Simon, c'est-à-dire par le kolpo-kleisis, avec formation d'une fistule vésico-vaginale par le chirurgien au-dessus de l'occlusion, l'urine ne pourra inonder les trompes si le col utérin est largement ouvert.

A première vue, la question de pénétration devrait être résolue dans le sens positif, dans le mode de traitement de ces fistules par le procédé de Jobert. Ce chirurgien ne fermait pas le vagin au-dessous d'une fistule sous-cervico-utérine qu'il avait créée, comme le fait M. Simon. Il obturait simplement le col utérin. Eh bien ! jamais, avec ce procédé, le liquide n'a passé de la cavité de la matrice dans le péritoine. Pourquoi ? Parce que les choses se passent différemment sur le vivant ou sur le cadavre. Un cadavre n'a pas de contractilité, d'irritabilité, les centres nerveux ne réagissent plus sous une influence venue de la périphérie. Chez une femme vivante, il y a une force mise en action, c'est celle de l'utérus, qui se contracte spasmodiquement sous l'influence du liquide. Les expériences sur le cadavre qui, du premier abord, semblaient éclairer le problème de la perméabilité des trompes, n'ont pour cela même que peu de valeur, et c'est à la clinique qu'il fallait recourir.

Quant aux accidents provoqués par le contact de

l'urine avec la muqueuse utérine, ils sont purement imaginaires.

Il y a bien longtemps que Jobert a fait l'hystérokleisis; cette opération a été pratiquée bien des fois depuis lui, et jamais on n'a observé d'accidents analogues à ceux qu'ont provoqués les injections utérines. Les accidents généraux ont été nuls, et j'ignore si des accidents locaux de métrite ont été signalés. Que l'on examine l'état des femmes dont on a fermé le col utérin, et on se rendra compte de l'excessive rareté d'une métrite qui serait révélée par des douleurs, la présence de mucosités et de cellules épithéliales dans l'urine, par des troubles nerveux sympathiques. Sans prétendre que les urines exercent une action favorable sur la matrice, on peut conclure que leur présence est encore plus indifférente à la muqueuse de cet organe qu'à celle du vagin, et que la crainte de les voir aller inonder le péritoine est absolument chimérique.

5° L'urine stagnant dans le vagin peut-elle y déposer des calculs ?

« Les calculs, dit M. le professeur Simon, ne peuvent se former quand le kolpokleisis est complet, et alors l'urine sort claire et limpide par l'urèthre. Si la fermeture du vagin est incomplète, la femme étant exposée comme avant aux refroidissements et à toutes leurs suites, il peut survenir des catarrhes et des calculs. Comme les dépôts urinaires se forment après l'oblitération imparfaite au tube génital, le meilleur moyen de les empêcher est de fermer les fistulettes qui causent l'incontinence d'urine, quand cela est impossible; on obtient le même résultat par l'agrandissement de la fistule. »

Nous laisserons la question sur le terrain où l'a placée M. Simon ; nous ne mentionnerons que les calculs vaginaux après occlusion complète, nous laisserons même de côté la fameuse observation de J.-L. Petit (1), où une

(1) J.-L. Petit, *loc. cit.*

oblitération *presqué complète* du vagin avait déterminé dans ce canal *la formation d'une pierre de la grosseur d'un œuf.*

A notre connaissance, il existe *quatre cas de calculs vaginaux après oblitération complète.*

Le premier est rapporté dans l'ouvrage de 1868 de Simon. Ce chirurgien ne parle ni du moment où l'on s'aperçut de l'existence de la pierre, ni de sa grosseur, et attribue à un fil de suture oublié en arrière de la barrière nouvelle et qui servit de noyau à la production de ce calcul.

Le second cas appartient encore à M. Simon; il est tout récent; il est rapporté dans une lettre de M. Bozeman (1) au Dr Chauveau (de New-York). Nous y lissons : « M. le professeur Simon avait fait subir à une femme l'oblitéra- de la vulve sept ans auparavant. On avait eu pour résultat d'amener la cystite *et de provoquer la formation d'une pierre dans le vagin,* au-dessus du siége de la réunion. Finalement la pierre avait divisé la cicatrice et r'ouvert le vagin. Dans cette situation vraiment déplorable, la malade s'adressa de nouveau au professeur Simon. Pour la seconde fois il sutura le vagin, comme je le pensais moi-même. Mort le 10e jour. — Autopsie.

La réunion de la fistule ou plutôt du vagin n'a pas eu lieu; les deux bords dénudés, puis rapprochés, ont cédé. Les deux reins sont fort malades; il y a un calcul dans l'uretère droit, au voisinage de la vessie ; adhérences anciennes autour de la vessie, cystite. *La fistule primitive est assez grande pour passer l'indicateur.* Le vagin est rétréci et raccourci. »

Une question importante se posait à moi à la lecture de cette observation, à savoir: quel était le siége de la fistule, quel espace existait entre elle et l'occlusion vulvaire ? Cette lacune a été comblée depuis, M. Bozeman m'a appris que chez cette malade tout l'urèthre restait, que le vagin inex-

(1) *Annales de gynécologie,* septembre 1875.

tensible était sillonné de brides cicatricielles, et qu'entre la fistule et l'occlusion vulvaire, il y avait un vaste cul-de-sac.

Le troisième cas appartient à Wherner ; voici en quels termes il est rapporté dans l'article de M. Bozeman, que je traduis : « Le premier cas de kolpokleisis complet en Allemagne semble avoir été fait par le professeur Wherner (de Giessen) (1), qui nous a envoyé le triste, mais très-intéressant détail, *de la découverte d'une pierre dans le vagin* de sa malade. C'était le 8ᵉ cas de kolpokleisis fait en Allemagne avant notre opération de 1859. Un de ces huit cas avait été opéré par le professeur Roser, de Marbourg, les six autres par le professeur Simon. » Plus loin M. Bozeman, revenant sur le même sujet, ajoute : « Quel fut le résultat final du kolpokleisis dans le premier succès complet obtenu par l'oblitération transversale du vagin ? L'opérateur, le professeur Wherner (de Giessen) nous écrit le 12 décembre 1869 : mon opérée est morte l'été dernir. A l'autopsie, j'ai trouvé une pierre grosse comme un œuf de pigeon. Chez cette femme, il y avait une atrésie partielle préexistante du vagin au dessous de la fistule qui fut complétée par l'opérateur avec le bistouri et à l'aide de suture, convertissant ainsi le vagin au-dessus de la ligne de l'oblitération en une poche pour retenir les urines. »

Le quatrième cas de calcul dans le vagin est celui de la femme dont M. le docteur Nicaise nous a communiqué l'observation. Cette observation n'est pas moins intéressante que les précédentes, nous la donnons *in extenso*, en remerciant M. Nicaise de l'autorisation qu'il nous a accordée de la publier.

---

(1) Américan, journal cit. M. Bozeman se trompe encore sur cette question de priorité ; comme nous l'avons écrit, le premier succès d'occlusion vaginale appartient à Simon et non à Wherner.

OBSERVATION XXXVIII. — Fistule vésico-vaginale avec oblitération du vagin à sa partie moyenne. Calcul urinaire vaginal. Exploration facile de la lésion par l'urèthre dilaté. Opération par l'urèthre (1).
Par le Dr Nicaise, agrégé à la Faculté de médecine, chirurgien des hôpitaux.

L..., âgée de 34 ans, domestique, entre le 24 septembre 1874 à l'hôpital de la Pitié, salle Saint-Jean, n° 5.

Cette femme est d'apparence chétive, de petite taille, non rachitique.

Elle a eu 4 enfants, le dernier en mars 1870. Le travail a duré 18 heures ; on dut faire la version, et l'enfant vint mort.

Cinq jours après l'accouchement, les urines ont commencé à couler par la vulve, la malade ne pouvait en garder ; elle n'éprouvait jamais le besoin d'uriner. Au bout de trois mois, elle entre dans l'hôpital de Reims, dans le service de M. Galliet, professeur de clinique chirurgicale à l'Ecole de médecine. « Le rétrécissement du vagin était très-« considérable lors de son entrée, m'écrit M. Galliet, la perte de « substance avait dû être très-grande, trop grande pour que nous « ayons dû faire autre chose que de favoriser, par quelques cautérisa-« tions, la *tendance manifeste à l'occlusion.* »

M. Galliet lui fit une ou deux cautérisations au fer rouge, puis les événements de 1870 obligèrent la malade à quitter le service avant sa guérison. L'urine s'écoulait toujours par le vagin, mais en petite quantité, car la malade pouvait en garder une partie.

Cet écoulement persista pendant deux ans ; il survint plusieurs fois des inflammations sur les organes génitaux, mais il est impossible d'en préciser le siége d'après les renseignements donnés ; puis, après six semaines de maladie (?), la fistule ne laissa plus écouler d'urine. Depuis deux ans environ, la fistule est complètement oblitérée.

Les *règles* ont reparu un an après l'accouchement, et, dès le début, elles ont passé par l'urèthre, ce qui a toujours eu lieu depuis. Pendant le temps que l'urine sortait en partie par le vagin, les règles sortaient à la fois par ce conduit et par l'urèthre. Les règles sont peu abondantes depuis le dernier accouchement.

Dans ces derniers jours, la malade a rendu quelques petits graviers.

Etat actuel. — Par le toucher vaginal, je constate une oblitération du vagin vers sa partie moyenne, l'index entre jusqu'à la première

(1) Observation présentée à l'Académie de médecine, dans la séance du 30 mars 1875.

phalange. Le doigt sent un corps dur, résistant, situé au-dessus du cul-de-sac vaginal. Le spéculum permet de voir au fond du cul-de-sac une petite cicatrice déprimée, étoilée ; il n'y a là aucun orifice.

Par le toucher rectal, on sent facilement en avant un corps résistant, fixe, qui ne paraît séparé du doigt que par une seule cloison membraneuse.

Avec la sonde de Mercier, je constate l'existence d'un calcul situé en arrière et en bas et paraissant adhérent.

Le diagnostic était : oblitération du vagin, communication de la vessie avec la partie supérieure de ce conduit et formation, dans cette dernière, d'un calcul urinaire adhérent.

J'essaie, avec un brise-pierre, de saisir le calcul et de le déplacer, mais sans succès. L'urine donne toujours un dépôt gris rougeâtre, peu abondant, mélangé de sédiments et de sang.

Les règles apparaissent le 12 octobre ; elles sortent par l'urèthre avec les urines, sont peu abondantes ; je laisse reposer la malade.

Je me propose de dilater l'urèthre pour explorer plus facilement la vessie et décider du choix du traitement.

Le 23 octobre, j'introduis dans l'urèthre un cylindre de laminaire préparée ; il détermina des douleurs vives et, au bout de 20 minutes, on est obligé de l'enlever. Un second cylindre introduit le lendemain ne peut pas être supporté davantage.

Le 26 octobre, la malade est chloroformisée, et je dilate l'urèthre avec le dilatateur employé par M. Dolbeau dans la lithotritie périnéale. La dilatation est obtenue assez facilement au bout de 10 à 12 minutes. Après une seule application de l'instrument, j'introduis, sans aucune difficulté, mon petit doigt dans la vessie ; j'arrive de suite, sur un calcul friable, adhérent, dont la face vésicale est légèrement convexe ; il a la forme d'une plaque irrégulière, assez épaisse, de 2 à 2 cent. 1\|2 de diamètre environ. Je cherche à mobiliser le calcul, mais ses adhérences sont très-résistantes. Avec l'index droit introduit dans le rectum, je soulève le calcul, j'arrive à le détacher sur ses bords et, à mesure, il se brise en petits fragments. La partie centrale résiste.

Enfin avec le petit doigt et l'index gauche, j'arrive à détacher, mais avec quelques difficultés la plus grande partie du calcul. Je conduis une pince à pansement ordinaire sur le petit doigt introduit dans la vessie, et je puis ainsi écraser quelques fragments ; si j'avais eu alors à ma disposition une pince courbe de même dimension, j'aurais pu extraire par fragments une grande partie du calcul.

Le Double.   13

Je fais une injection dans la vessie avec de l'eau tiède ; l'eau ressort légèrement colorée en rouge et entraînant quelques débris de la concrétion.

Je constate qu'il ne reste plus qu'un petit fragment adhérent ; mais on sent des rugosités sur la paroi postérieure, qui appartient au vagin. Le col de l'utérus, qui était situé au-dessous du calcul et dirigé vers la cavité vésicale, présente une surface dure, muqueuse, legèrement incrustée de concrétions urinaires. Le cul-de-sac antérieur du vagin a complètement disparu ; il y a arrière et au-dessous du col, un cul-de-sac légèrement déprimé, et se continuant avec la paroi vésicale ; c'est là où siégeait le calcul. L'orifice de communication entre la vessie et le vagin est très-large, il commence un peu en arrière du col de la vessie et va jusqu'au col utérin.

Juleps avec 4 grammes de chloral, tisane de lin, cataplasme sur le ventre et le périnée, grand bain prolongé dans l'après-midi.

Le soir, injection vésicale avec eau phéniquée au millième ; température, 37°.

Le 27. La malade a bien dormi, pas de douleurs dans le ventre ; miction facile, non douloureuse ; pas d'incontinence, malgré la dilatation et l'introduction du doigt.

Les jours suivants, aucune réaction ne se manifeste, la malade ne tarde pas à se lever. Les urines rougeâtres ontlaissé pendant quelques jours un dépôt assez abondant, renfermant des débris du calcul.

La malade sort de l'hôpital en excellent état, le 11 novembre 1874 ; elle ne veut pas attendre l'opération complémentaire nécessaire pour débarrasser complètement la vessie des fragments restants du calcul.

J'ai revu la malade le 22 mars 1875 ; elle va bien, mais éprouve quelques douleurs en urinant, l'examen local n'a pas été fait.

Depuis, j'ai revu cette malade, et j'ai constaté que le calcul phosphatique s'était reproduit.

Je ferai suivre cette observation de courtes réflexions ; la malade a recueilli un grand bénéfice de l'oblitération du vagin ; les urines ont repris leur cours normal, la présence du col utérin dans la cavité urinaire n'a donné lieu à aucun symptôme particulier ; enfin les rapports sexuels ont pu avoir lieu.

Mais il s'est formé sur la paroi vaginale, faisant aujourd'hui partie de la cavité vésicale, un dépôt phosphatique, considerable, adhérent, large et épais, qui mérite le nom de calcul.

L'existence d'un calcul urinaire vaginal, dans le cas d'oblitération du vagin, est un fait qui a étérarement signalé. Vidal (de Cassis) a dit que ce calcul devait se former difficilement, Simon (de Rostock),

Deroubaix dans leurs traités spéciaux, n'en citent aucun exemple et disent que cette complication n'est pas à craindre.

On cite cependant quelques rares observations de calculs urinaires vaginaux, dans un cas de fistules vésico-vaginales compliquées de retrécissement du vagin.

En tous cas, la formation de calculs urinaires vaginaux dans les fistules vésico-vaginales, traitées par l'oblitération du vagin, est une complication qui ne surprend pas, car là se trouvent plusieurs des conditions favorables à la formation des dépôts urinaires.

Est-ce une complication grave, et qui devrait faire rejeter la méthode de l'observation vaginale ? L'absence d'observations ne permet pas de répondre à cette question d'une façon absolue. Néanmoins, on peut faire valoir en faveur de l'opération que l'oblitération du vagin n'est employée que quand tous les autres procédés d'oblitération directe de la fistule sont reconnus impraticables.

Chez ma malade, l'opération que j'ai pratiquée ne présente pas une gravité très-grande, d'autant plus qu'on n'agit pas sur la paroi ou la muqueuse vésicale, mais sur l'ancienne paroi vaginale. Il est à craindre que le calcul ne se reproduise, les conditions restant les mêmes ; il y aurait à chercher s'il serait possible d'en prévenir la formation.

Cette observation avec les réflexions qui la suivent est très-curieuse.

1° Elle démontre la possibilité de la formation de calculs vaginaux.

2° La possibilité des rapports sexuels sans déchirure de la cicatrice avant et après l'ablation du calcul. Avant la destruction de la pierre, le coït était devenu très-douloureux, et c'est même cette raison qui engagea cette femme à revenir consulter M. Nicaise (1).

3° Par les symptômes par lesquels s'est révélé ce calcul : douleurs vives au moment du coït, émission par l'urèthre d'une urine sanguinolente laissant déposer une certaine quatité de graviers et de mucus.

4° Par la connaissance exacte du temps qui s'est écoulé

(1) Communication orale.

entre le moment de l'occlusion et celui où l'on s'est aperçu de la présence de la pierre.

5° Par le mode d'extraction de ce calcul.

6° Par son adhérence aux parois de la nouvelle vessie, contrairement aux autres cas de calculs observés par MM. Simon et de Wherner qui étaient mobiles. Ce qui permet de conclure que, dans le vagin aussi bien que dans la vessie, il peut se déposer deux sortes de pierres, les unes libres, les autres adhérentes.

7° Par sa composition chimique; il était intéressant de connaître les éléments qui le constituaient de manière à pouvoir à l'avenir diriger un traitement préventif efficace contre ces concrétions.

8° Par la reproduction assez rapide de cette pierre.

Deux ans après l'ablation du calcul, cette femme se présentait à l'Hôtel-Dieu et était admise dans le service de de M. Alph. Guérin suppléé par Nicaise, où j'eus l'occasion de la voir, les symptômes fonctionnels étaient les mêmes que ceux notés deux ans auparavant; avec la tige de l'hystéromètre introduite dans le bas-fond vaginal, à travers la fistule, on éprouvait cette sensation de résistance particulière que donne une pierre, on ne percevait pas de son, mais une espèce de frottement sur le calcul. Cette exploration causait de légères souffrances et provoquait un petit écoulement sanguin. M. Nicaise voulait tenter une nouvelle opération quand cette femme quitta brusquement l'hôpital.

A part la première malade de Simon, chez laquelle un fil oublié par mégarde servit de noyau à un calcul, et sur laquelle il ne donne aucun renseignement, dans les trois autres cas les calculs vaginaux coïncidaient avec une occlusion vaginale ou vulvaire faite au-dessous de la fistule. Chez la malade à laquelle Simon fit l'occlusion vulvaire, le calcul fut reconnu sept ans après l'opération; chez la malade

Wherner neuf ans après, à l'autopsie; chez la malade de
M. Nicaise, deux ans après l'occlusion spontanée.

Une question importante soulevée en 1875 à l'Académie a
été celle-ci : quelle est celle des deux oblitérations vulvaire
ou vaginale qui donne le plus souvent lieu à des calculs?
Giraldès répondit qu'il croyait que c'était l'oblitération vulvaire, « en oblitérant la vulve, surtout s'il reste une grande
brèche vers le bas-fond de la vessie, on laisse derrière l'oblitération un cul-de-sac ou des liquides, des matières peuvent s'amasser; on y a même dans certains cas trouvé des
calculs. Par l'autre procédé on n'a pas à craindre ces inconvénients. »

Mes observations sembleraient en opposition avec une
affirmation qui, ainsi formulée, pourrait à juste titre trouver des contradicteurs. Ce qui prédispose à la formation
des calculs, ce n'est pas l'occlusion vulvaire plutôt que
l'occlusion vaginale, c'est la large poche qu'on laisse au-
dessous de la fistule. Comme cette poche, où peuvent se
décomposer les urines, doit se rencontrer forcément plus
souvent dans l'occlusion vulvaire, qui n'est qu'un pis-aller
de l'occlusion vaginale, on aura plus de probabilité de
voir des calculs se déposer dans le vagin avec ce genre
d'occlusion. Voici, je crois, comment doivent être interprétées les paroles de Giraldès.

Suivant M. Bozeman, si on laisse un intervalle entre le
bord antérieur de la fistule et l'occlusion, un calcul vaginal est une éventualité probable, et il a pris grand soin,
dans la seule occlusion vaginale qu'il ait faite, de souder
la paroi vaginale postérieure à la lèvre antérieure de la
fistule. « Dans notre cas de kolpokleisis, écrit-il, nous obli-
térâmes la portion uréthrale restante du vagin au niveau
du bord antérieur de la fistule, ne laissant comme poche
au-dessus que celle qui est formée par la paroi vaginale
postérieure, par la paroi vésicale supérieure, le col utérin
élevé le plus possible, cavité dans laquelle venait s'abou-

cher en avant le canal de l'urèthre. Telles sont les conditions anatomiques qui exposent le moins à la rétention de l'urine et à l'irritation des organes génitaux. »

C'est là une conduite fort sage, et, à moins de circonstances majeures imposées par le délabrement des organes génitaux, elle devra être suivie. L'opération ainsi comprise est éminemment favorable ; la barrière qui ferme le vagin forme un plan incliné de l'urèthre vers le col, d'où facilité plus grande pour l'excrétion des urines et l'élimination des règles.

« Conserver le plus de longueur possible au vagin, en « suturant la lèvre antérieure de la fistule à la paroi vagi- « nale postérieure. »

Telle doit être la ligne de conduite des chirurgiens.

Depuis longtemps on a reconnu en France les avantages de l'occlusion vaginale profonde. Nous lisons en effet dans la thèse de Bouisson, dont Vidal a été l'inspirateur :

« En ayant soin d'aviver à plusieurs lignes de profondeur de l'orifice du vagin et de porter à une distance proportionnée les points de suture, il est permis d'espérer qu'il ne restera pas assez d'espace entre le bord antérieur de la perforation et le cul-de-sac antérieur du vagin, pour qu'il puisse s'y former des dépôts d'urine dangereux. » Non-seulement Vidal avait vu les avantages de l'oblitération vaginale profonde, mais encore il avait vu ce que présentait de défectueux un réservoir urinaire constitué par la vessie et le vagin, formant deux poches séparées par la portion de cloison uréthro-vaginale comprise entre la fistule et le diaphragme d'occlusion.

Quelques pages plus loin, dans la même thèse, nous trouvons :

« M. Vidal propose, pour agrandir le cadre d'application de ses idées, d'agrandir méthodiquement les fistules qui donnent lieu à un écoulement sans intermittence, en ayant soin toutefois d'épargner le col de la vessie, à cause de l'incontinence d'urine qui suivrait sa lésion. »

Peut-on être plus explicite, et cette exagération (si c'en est une) n'est-elle pas la preuve la plus péremptoire du danger que Vidal attribuait aux réservoirs urinaires en bissac ?

Vidal avait indiqué les principaux préceptes. A Velpeau était réservé de compléter l'œuvre du chirurgien de l'hôpital du Midi.

Nous avons déjà dit, et nous ne saurions trop le répéter, que, trente-quatre ans avant M. Simon, Velpeau, le premier, dans la séance du 19 février 1834, à la Société médicale d'émulation, avait conseillé de rafraîchir les bords de la fistule et de tenter de les faire adhérer à la paroi vaginale postérieure. En 1836, à l'hôpital de la Charité, il pratiqua cette opération sans succès.

Velpeau ne s'occupait pas de la direction de la fistule ; que cette direction fût transversale ou oblique par rapport à l'axe du vagin, peu importait : on devait toujours utiliser le bord antérieur de la perte de substance.

Dans cette loi étaient évidemment compris tous ces procédés opératoires bâtards dont, suivant l'expression de Giraldès, on a voulu faire des méthodes.

En définitive, les deux grands préceptes opératoires de la méthode indirecte :

« 1° Faire l'oblitération vaginale, en se servant de la « lèvre antérieure de la fistule, quelle qu'en soit la direc-« tion ;

« 2° Faire l'occlusion aussi rapprochée que possible du « bord antérieur de la fistule, si les désordres pathologi « ques empêchent de se servir de ce bord ; »

N'appartiennent ni à M. Sims, ni à M. Simon, ni à M. Bozeman, ni à d'autres ; ils avaient été conseillés et mis en pratique, dès l'année 1836, par Vidal et Velpeau.

La méthode indirecte ainsi comprise devient excellente. Que fait-on, en effet, en se conformant à ces deux lois? On remplace le réservoir de l'urine unique par un réservoir unique secondaire ; on ne fait pour ainsi dire qu'abaisser le bas-fond de la vessie. L'avantage sur la méthode directe est qu'on remplace la paroi vésicale détruite par un morceau de la paroi vaginale d'égale étendue, qu'on évite plus aisément l'incontinence d'urine par l'urèthre, la capacité de la vessie n'étant pas changée ; avec ce désavantage, qu'on supprime l'importante fonction de la génération.

Quant à ce lambeau de tissu vaginal substitué au lambeau de tissu vésical, on peut se demander s'il peut en remplir les fonctions., Pour moi, cela n'est pas douteux. L'anatomie et la clinique démontrent suffisamment la con·tractilité du vagin. En effet, la face profonde de la muqueuse vaginale se confond avec la couche suivante, formée de fils musculaires lisses. Dans le phénomène connu sous le nom de vaginisme, le constricteur du vagin et les fibres-cellules déterminent un resserrement spasmodique du canal empêchant absolument le coït. C'est déjà une première preuve. En voilà une seconde, non moins concluante. La femme vue par M. le Dᴿ Fleury (1) avait une occlusion vaginale spontanée du vagin au-dessous d'une fistule, et l'urine sortait en jaillissant au moment de la miction. Cette disposition en jet de l'urine prouve péremptoirement, comme le remarque ce médecin, la contractilité du vagin. Pas plus que la contractilité vésicale, la contractilité vaginale ne saurait être mise en doute.

Je suis si convaincu de tous ces faits, que je me demande même si, dans ces cas difficiles où on a fait l'occlusion très-bas, au niveau de la paroi vésico-vaginale ou uréthrovaginale sans pouvoir atteindre le bord antérieur de la fistule, à cause des déformations des brides et des diaphrag-

____

(1) *Annales de gynécologie.*

mes qui cloisonnaient le vagin, il n'eût pas mieux valu,
conformément au principe de Vidal, augmenter les diment
sions de la fistule. Dans cette intention, on serait allé inciser par le vagin le col de la vessie et le canal qui y fait
suite, jusqu'aux tissus indemnes de tout désordre. On aurait encore eu une seule poche vésico-vaginale ou vésico-
uréthro-vaginale, à laquelle les mêmes procédés d'occlusion eussent été applicables. Si l'occlusion vaginale avait
été assez complète pour empêcher l'occlusion par le vagin,
J'aurais été partisan d'une incision faite par l'urèthre, après
dilatation de ce canal ; mais ce procédé est plus mauvais
que le précédent, car, s'il se produisait des hémorrhagies,
une grande partie du champ opératoire étant masquée,
elles seraient moins faciles à arrêter.

Au lieu d'inciser la fistule, on pourrait même se borner
à la dilater, suivant le principe de Vidal.

Je suis confirmé encore dans cette opinion par ce fait,
que la soudure d'un urèthre incomplet à la paroi (postérieure du vagin n'a pas, d'après presque tous les auteurs,
pour conséquence inévitable une incontinence d'urine. On
supposerait que la destruction du sphincter vésical, le tiraillement exercé par la paroi vaginale postérieure, déter
mineraient le bâillement de l'urèthre ; or, M. Simon a vu
des malades qui, avec des portions d'urèthre de 1 centimètre à 1 centimètre 1/2, ont pu conserver après l'opération la faculté d'uriner à leur volonté, en résistant à la
présence de l'urine et à la traction de la paroi recto-vaginale, même après l'entière destruction de la cloison vésico-
vaginale.

Dans son ouvrage de 1862, on trouve une série de cas
de cette nature. Voici un des plus concluants. La nommée
Marie Nagel, qu'il traita par l'occlusion, avait après son
opération un urèthre de 1 centimètre 1/2 à 2 centimètres ;
elle pouvait retenir ses urines complètement quand elle
était couchée, assise ou debout, ainsi que dans les mouve-

ments doux, et elle en perdait seulement une petite quantité quand elle faisait des mouvements brusques. Après la guérison, on s'était persuadé par une expérience simple que l'urèthre n'avait qu'une étendue de 1 centim. 1/2 à 2 centim. tout au plus. En effet, en introduisant une sonde dans le canal, on arrivait sur le point soudé, après avoir parcouru un trajet de 1 centim. à 2, et à ce moment l'urine sortait en jet.

M. Simon eut l'occasion de présenter cette malade à M. le professeur Schultze, de Iéna, et au Dr Rehberg, de Saint-Pétersbourg. En sondant la malade, tous les deux se sont persuadés de la facilité avec laquelle elle remplissait le besoin d'uriner.

De ces observations, l'auteur tire la conclusion : « Qu'il « suffit que l'urèthre ait une longueur de 1 centim. 1/2 « pour obtenir la guérison, même dans les grandes pertes « de substance de toute la cloison vésico-vaginale. ›

M. de Roubaix, examinant dans son traité (1) la valeur des observations fournies par M. Simon, dit : « Ces faits semblent contredire un peu les idées généralement reçues sur les fonctions du col de la vessie ; mais il semble résulter des recherches de M. Barkow (2) que l'action du sphincter de cet organe n'est point aussi marquée ni aussi indispensable qu'on le croit ordinairement : cet anatomiste va même jusqu'à en nier l'existence. Selon lui, la fermeture de l'urèthre s'opère, non pas au moyen de fibres musculaires groupées autour du col, mais par l'action de fibres circulaires élastiques qui occupent toute l'étendue du canal et forment vers la vessie un anneau complet. »

A la rigueur, il n'est pas même nécessaire, pour comprendre les résultats indiqués par M. Simon, d'admettre la membrane élastique décrite par Barkow, puisque M. Sappey a reconnu dans l'urèthre l'existence de deux couches

(1) P. 365.
(2) G. Simon. Ueber die operation, etc., 1862, p. 41.

musculaires : l'une formée de fibres longitudinales lisses, située profondément et se continuant avec les faisceaux longitudinaux de la couche plexiforme de la vessie ; l'autre, plus superficielle, constituée par des fibres striées, circulaires, faisant suite à celles du col vésical (1).

Ces fibres externes circulaires se contractent brusquement et sous l'influence de la volonté. Si la longueur de l'urèthre est presque conservée, leur force de contractilité doit être suffisante pour résister à la pression du liquide vésical et à la traction de la paroi vaginale postérieure.

L'accord est cependant loin d'être fait sur ce point. Plusieurs chirurgiens, entre autres M. Verneuil, partagent encore aujourd'hui les idées de Vidal relativement au rôle du sphincter vésical ; comme lui, ils pensent que la destruction de ce sphincter entraîne forcément l'incontinence d'urine. Pour M. Verneuil, ce serait faute d'un examen attentif que l'on aurait pu croire que des malades ainsi opérées ont pu retenir leurs urines et les évacuer naturellement. Il donne comme preuve à l'appui de son assertion une opération faite par lui (2) sur une malade chez laquelle il ne restait plus qu'un bout d'urèthre, et qui eut les résultats suivants : « Tandis qu'autrefois, dit-il, l'urine était perdue dans toutes les attitudes, aujourd'hui l'écoulement est différent dans les trois attitudes principales. Quand la malade est debout et marche, elle peut retenir ses urines un quart d'heure, puis le liquide s'écoule, quoique non en totalité. Il en résulte cet avantage que, lorsqu'elle est couchée et a envie d'uriner, il lui est possible de se lever sans perdre ses urines.

« La malade peut rester dans la position assise une heure de suite sans être mouillée. Au bout de ce temps, le besoin d'uriner se fait sentir, et, si la malade le satisfait, elle

(1) Sappey. Traité d'anatomie. Longuet, *Annales de gynécoloie*, 1874.
(2) *Annales de gynécologie*, mai 1874.

peut rester encore une heure assise sans être mouillée ;
mais ce moyen ne réussit plus au bout |de la deuxième
heure.

« Dans la position couchée, l'urine peut être conservée
pendant un certain temps, une demi-heure environ. Ce
temps est moindre dans le décubitus latéral, ce qui s'explique aisément. »

Cette observation est-elle probante ? Évidemment non.
Cette femme pouvait, après son opération, garder ses urines pendant un quart d'heure au minimum. Or, la fonction
rénale est continue ; le liquide ne pouvait s'accumuler
dans un diverticulum vaginal quelconque, puisque M. Verneuil avait réuni la paroi vaginale postérieure à la lèvre
antérieure de la fistule. Il a donc fallu, pour empêcher
l'urine de s'écouler à l'extérieur, une constriction de l'u-
rèthre. Si la continence ne durait pas au delà d'un quart
d'heure, c'est que le canal vésical, qui avait d'abord
15 *millimètres*, n'avait plus, par suite d'une complication
postérieure à l'opération, que 8 *à* 10 *millimètres*. Peut-on
accuser de manque de résistance un canal aussi court ?
Voici, du reste, la contre-partie.

M. Bozeman, dans un cas semblable, réunit aussi en
une seule cavité tout ce qui restait du vagin et de la vessie ;
il atteignit ce but en incisant la paroi antérieure du vagin
jusqu'au niveau du bord de la fistule. « Il restait *environ la
moitié de la portion uréthrale du vagin* (1). Depuis l'opération,
la malade garda ses urines à volonté, à moins qu'elle ne
passât un grand nombre d'heures sans vider sa vessie.
Elle restait couchée toute la nuit sans avoir besoin de se
lever et sans se mouiller ; elle pouvait également marcher
trois ou quatre heures de suite sans inconvénient. »

Cette observation n'est-elle pas en opposition formelle
avec la doctrine physiologique de Vidal, reprise et soutenue
par M. Verneuil ?

(1) American Journal July, 1870.

Depuis, les cas se sont multipliés à l'excès, d'autres observations, toutes marquées du sceau de la meilleure foi scientifique, ont été publiées, confirmant la réalité des faits signalés par M. G. Simon. Pour admettre la théorie de Vidal, il faudrait donc faire table rase de tous ces travaux, travaux trop estimables et trop nombreux pour qu'on ne puisse pas compter avec eux.

D'un autre côté, mon savant maître M. le professeur Richet, dont j'ai pu apprécier à maintes reprises la grande érudition et la vaste expérience, affirme positivement que dans ces cas la portion d'urèthre qui persiste *se sphinctérise dans toute sa longueur.*

En présence d'assertions aussi contradictoires, que faut-ıldécider?

Étant encore trop jeune dans la pratique, n'ayant qu'une faible expérience, il m'est difficile d'émettre une opinion après des chirurgiens aussi éminents; pourtant, je dois dire que la doctrine contraire à celle de Vidal, à savoir : que la continence des urines peut avoir lieu sans sphincter vésical, et cela d'autant mieux que le canal de rèthre sera plus long, me para ît avoir pour elle l'immense majorité des chirurgiens et l'appui de la presque totalité des cas.

Lors même que le perfectionnement de l'élargissement de la fistule ne pourrait être apporté à une occlusion, je n'hésiterais pas encore à fermer le vagin au-dessous de la fistule. Le réservoir urinaire, composé de pièces différentes, affectant alors la forme d'un sablier, il ne faudrait pas oublier que tout diverticulum dans lequel l'urine peut stagner est dangereux, et que l'urine y subit des modifications d'autant plus prononcées que l'orifice de communication entre le diverculum et le réservoir principal est plus étroit.

Il est évident que des calculs peuvent se déposer aussi

bien dans le cul-de-sac vaginal, au-dessous de la fistule, que dans les loges prostatiques anormales et dans les poches que forme la muqueuse de la vessie herniée, à travers les autres couches de cet organe.

Il faudra donc prévenir la formation des calculs par une active surveillance et par l'emploi des moyens que j'ai indiqués plus haut.

Les opérées seront, par conséquent, assujetties à des précautions infinies, et il est clair qu'elles ne rentreront jamais dans les conditions des autres femmes chez lesquelles il n'y a point cette large brèche du bas-fond de la vessie, dans les conditions de celles chez lesquelles l'occlusion a été faite en réunissant la paroi vaginale postérieure à la lèvre antérieure de la fistule, et que toute leur vie elles devront être soumises à des soins qui ne sont rien en comparaison de l'infirmité dont elles sont débarrassées.

Une fois les calculs déposés dans le vagin, l'indication est d'en délivrer au plus vite la femme.

Le traitement curatif comprend deux moyens :

1° L'extraction du calcul entier ou morcelé par l'urèthre, après dilatation de ce canal ;

2° La taille, soit la taille périnéale, soit la taille recto-vaginale.

L'extraction du calcul par l'urèthre doit être préférée, vu la brièveté, l'extensibilité de ce canal. Avec elle, pas d'hémorrhagie, pas d'incontinence d'urine, pas de fistules consécutives.

Pour que ce moyen puisse être mis en pratique, il est nécessaire, sinon indispensable :

Que la fistule vésico-vaginale soit assez large pour permettre le passage des instruments de la vessie dans le vagin ;

Que les diamètres de la pierre ne soient pas supérieurs

à ceux de la fistule, ou tout au moins que sa dureté ne soit
. telle qu'elle ne puisse être broyée ;

Que le calcul ne soit pas trop adhérent, ou enchâtonné
derrière les brides cicatricielles.

La première manœuvre opératoire est la dilatation de
l'urèthre, opération facile, mais très-douloureuse. L'urèthre se prête très-aisément à une dilatation considérable,
de 20 à 35 millimètres de diamètre au moins (1). C'est
principalement à la dilatation brusque, pendant que la
malade est sous l'influence du sommeil anesthésique, qu'il
faut avoir recours. La dilatation lente, par un morceau de
racine de gentiane, une tige de laminaire, ou bien encore
un cône d'éponge préparée, présente un inconvénient
grave dont le praticien doit être averti. L'imbibition et le
gonflement de ces substances demandent un certain temps
pour se faire, et la rétention de l'urine qui résulte de
l'obturation de l'urèthre peut amener des accidents, dont
le moindre est une douleur que les malades supportent
difficilement, d'autant plus que l'irritation causée par la
présence du corps étranger détermine des envies d'uriner
parfois irrésistibles, et en tout cas extrêmement pénibles (2).

M. Nicaise, après avoir essayé de la dilatation lente, fut
forcé d'en arriver vite à la dilatation brusque. A son
exemple, on pourrait se servir du lithotriteur de M. Dolbeau, ou d'un spéculum, ou bien encore d'une pince *ad
hoc* qu'on enfonce dans l'urèthre, et dont on écarte brusquement les branches. Le doigt a suffi souvent même pour
obtenir cette dilatation. L'incontinence d'urine, que
M. Dolbeau invoque énergiquement contre cette méthode,

(1) Simonin. Mémoire de la Société de chirurgie de Nancy. Compte-
rendu annuel, 1871-1872.

Paul Hybord. Thèse, Paris, 1872. Des calculs de la vessie chez la
femme et les petites filles.

(2) Longuet. *Annales de gynécologie*, mars et avril 1874.

ne semble pas à redouter (1). Mon collègue Longuet, dans son mémoire, dit que, sur 15 opérées, deux fois seulement l'incontinence d'urine a succédé à la dilatation, et encore d'une façon passagère.

L'urèthre dilaté, on introduit les instruments dans la vessie et à travers la fistule, en se guidant sur le doigt, on va chercher la pierre dans le vagin. Si la pierre est petite, mobile, rien de plus facile; si elle est trop grosse ou adhérente, on la broie ou on la détache, et on l'extrait par morceaux; les graviers sont chassés avec les urines. Un doigt de l'autre main, introduit dans le rectum, facilite ces manœuvres.

Quelquefois avec le petit doigt et l'index de la main gauche introduit par l'urèthre dans le vagin, on arrive à détacher la plus grande partie du calcul adhérent, et avec une pince courbe on en enlève les derniers fragments (Nicaise). Créer une voie aux instruments en usant de la *taille périnéale* avec ses deux méthodes, la *taille vestibulaire* et la *taille uréthérale*, est inadmissible. La *taille vestibulaire*, dans laquelle Lisfranc se proposait d'inciser le vestibule et d'arriver jusqu'au bas-fond de la vessie, est tombée aujourd'hui, à juste titre, dans le plus complet oubli.

La taille uréthrale, consistant à inciser l'urèthre en bas et à gauche ou en bas et des deux côtés, serait nuisible : la section des fibres musculaires de l'urèthre dans toute sa longueur entraînerait forcément l'incontinence d'urine.

Il est inutile de recourir à ces méthodes quand nous avons la dilatation brusque de l'urèthre, qui en a tous les avantages sans en avoir les inconvénients.

Si une pierre volumineuse, et dont les diamètres ne sont pas en rapport avec ceux de la fistule, résiste à toute tentative de lithotritie, que convient-il de faire ? Il faut inci-

(1) Dolbeau. Traité de la pierre. Paris, 1866.

ser la paroi antérieure du vagin, depuis la fistule jusqu'à l'occlusion, après s'être bien rendu compte que le calcul pourra passer par la fistule ainsi agrandie. S'il était évident que ce débridement serait insuffisant, en désespoir de cause, il faudrait faire la taille recto-vaginale.

Calcul très-gros ne pouvant être extrait du vagin, même après débridement de la fistule.

Calcul très-dur et rebelle à toute tentative de lithotritie.

Telles sont les deux indications de la taille recto-vaginale ; ce sera donc une opération d'exception.

Une autre raison fera qu'elle ne devra être pratiquée qu'avec la plus grande réserve, l'incision du rectum exposant à des fistules recto-vaginales. On coupera le rectum, en ayant soin de ménager le sphincter, et par la plaie on introduira les instruments pour retirer la pierre. En supposant même qu'il restât une fistule recto-vaginale, cela vaudrait encore mieux que d'abandonner les malades à elles-mêmes. Ces femmes, après l'opération, rentreraient dans la catégorie de celles auxquelles le chirurgien a fermé la vulve, après avoir créé un diverticulum rectal ; les urines retenues par le sphincter seraient expulsées par l'anus. Si on n'opérait pas, les symptômes iraient chaque jour en augmentant d'intensité, la fièvre s'allumerait, et les femmes finiraient par succomber, épuisées par la douleur, la suppuration et les désordres organiques.

Après l'extirpation ou le broiement de la pierre, il faudra procéder au déblayage et au curage de la poche par des injections appropriées, poussées par l'urèthre ou l'ouverture faite au rectum ; tâcher de modifier l'état catarrhal de la muqueuse par des boissons alcalines.

Il ne faudra pas craindre de soumettre les malades pendant longtemps à ce régime, car ce sera à l'observation stricte de ces préceptes que sera due la non-reproduction du calcul.

6° Les règles passant par la vessie peuvent-elles provoquer des accidents : phénomènes de rétention menstruelle, cystite, coagulation du sang dans la vessie.

M. Moreau, dans la séance de l'Académie du 25 février 1845, réprouvant avec ses collègues l'opération de Vidal (de Cassis), disait : « Qu'en supposant qu'elle réussît, on « ne ferait que transformer une infirmité en une plus « grave, encore et qu'on pourrait compromettre l'existence « par les accidents que causeraient les règles, car elles ne « peuvent prendre leur cours par l'urèthre. »

Velpeau répondit que : « L'écoulement des règles par « l'urèthre était difficile, mais non impossible ; qu'il avait « observé un cas où cette excrétion avait eu lieu par le « canal et un pertuis qui restait à la suite d'une oblité- « ration spontanée du vagin au-dessous de la fistule, que « l'occlusion du vagin ne pouvait être cependant une mé- « thode générale de traitement, mais une méthode excep- « tionnelle applicable aux femmes de 40 ans. »

Bérard répliqua : « Que les règles ne sont pas retenues « et que chez les femmes âgées elles ne peuvent plus « l'être. »

Chez les femmes âgées, la suppression des règles annihile par conséquent les dangers de rétention que leur présence aurait pu faire craindre.

Chez les femmes plus jeunes, ces craintes de rétention des règles sont-elles fondées ? Avant de formuler une réponse précise, que l'on nous permette d'ouvrir ici une parenthèse.

Chez les jeunes femmes atteintes de fistules vésico-vaginales, l'état de la menstruation est fort différent :

Chez les unes, il y a une suppression complète du flux menstruel.

Chez les autres, une simple diminution.

Chez les dernières, la menstruation est régulière.

De ces trois états, le plus fréquent est l'aménorrhée complète; le plus rare, la régularité menstruelle.

Bien peu nombreuses sont les femmes qui continuent à avoir leurs règles après la production d'une fistule vésico-vaginale.

« En réalité, la majorité de ces jeunes femmes sont dans les mêmes conditions que les femmes âgées, chez lesquelles la suppression menstruelle n'a été que la conséquence naturelle des progrès de l'âge. »

Fermons maintenant cette longue parenthèse, et ceci connu, revenons à la question.

Il est en effet curieux de savoir si, chez ces jeunes femmes, dont nous avons bien restreint le nombre, le sang versé dans la vessie ne donnera pas lieu à des phénomènes de rétention menstruelle? Ce serait une grossière erreur que de le supposer.

Il est prouvé, par toutes les observations de fistules vésico-vaginales traitées par l'occlusion, que le sang menstruel ne reste pas dans le vagin, qu'il ne reflue pas dans le péritoine, qu'il coule sans peine de la vessie dans l'urèthre. Quelle que fût la largeur de la fistule, quels que fussent les procédés opératoires et le siége de l'occlusion, jamais il n'y a eu de phénomènes de rétention. A chaque période, l'urine sort par l'urèthre, d'abord rosée, puis plus foncée, et enfin sanguinolente, pour reprendre peu à peu sa transparence et sa couleur naturelle. A peine les besoins d'uriner sont-ils plus fréquents.

Quelques lignes plus haut nous exposions l'état déplorable de la menstruation chez les jeunes femmes atteintes de fistules vésico-vaginales. Sans que nous l'ayons écrit, on a compris quelle influence devait exercer sur la santé de la femme un tel désarroi des fonctions utérines. Notre opération remédie souvent à cet état, et c'est là un de ses moindres bienfaits. L'utérus, demeuré comme engourdi pendant toute la durée de la fistule, se réveille, et, en même temps que les fonctions vésicales, les fonctions utérines se rétablissent. L'occlusion du col utérin, son emprisonnement dans la vessie n'altèrent pas le jeu des fonctions utérines, ni quant à la périodicité de la menstruation, ni quant à la durée des époques.

La connaissance de ces faits n'est pas nouvelle. Déjà Jobert s'était occupé de ces phénomènes de rétention menstruelle, et l'illustre chirurgien de l'Hôtel-Dieu avait cru utile de consacrer plusieurs pages de ses ouvrages à leur étude (1). Il est un [accident bien autrement réel qui avait échappé à sa perspicacité, ou du moins lui avait paru devoir mériter peu d'attention, je veux parler de la cystite accompagnant les premières menstruations. Cette cystite est subaiguë; il est exceptionnel qu'elle soit accompagnée de fièvre; ses symptômes sont ordinairement bornés à des douleurs, à des troubles dans la miction. La douleur est sourde, limitée à l'hypogastre, sans irradiation aucune; les envies d'uriner sont fréquentes, mais il n'y a pas de faux besoins ni de rétention d'urine complète ou incomplète; l'urine colorée par le sang ne renferme que peu ou point de mucosités.

Cette cystite passagère, subordonnée à sa cause, aboutit en quelques jours à une résolution complète. Elle a été notée par presque tous les chirurgiens, par M. Simon, par M. Verneuil, par M. De Roubaix; moi-même je l'ai observée sur 2 opérées.

Ce catarrhe de la vessie n'a aucune gravité; généralement, vers la quatrième ou cinquième menstruation, tout signe d'irritation de la muqueuse vésicale disparaît. On croirait que la vessie, révoltée tout d'abord d'un contact impur, s'y habituât peu à peu.

Jamais cette cystite intermittente n'est devenue continue

____

(1) Jobert. Traité des fistules vésico-utérines, déjà cité.

et chronique. Très-rarement les phénomènes de cystite ont reparu à chaque menstruation, et encore allaient-ils progressivement en s'amendant, pour devenir plus tard à peine appréciables pour la malade elle-même.

Les adversaires de la méthode indirecte ont dit que le sang des règles devait se coaguler dans la vessie. Nous ne rappellerons pas les fables qui ont été débitées sur ce point ; le temps et l'observation en ont fait bonne justice. On a oublié que le sang des règles n'est pas le même que celui qui s'écoule d'une plaie, qu'il est moins coagulable et plus visqueux, et qu'une foule de théories ont été mises en avant pour expliquer ce défaut de coaguabilité. On l'a attribué :

Lavagna et Osiander, à l'absence de fibrine.

Muller, à une quantité moindre de fibrine que dans le sang ordinaire.

Retzius, de Copenhague, à la présence de l'acide lactique et phosphorique à l'état libre.

Mandl (1), au mélange du sang avec le mucus utérin et vaginal.

Cette explication est de beaucoup la plus satisfaisante ; expérimentalement il est prouvé que la moindre quantité de pus ou de mucus, mélangé au sang, l'empêche de se coaguler.

Du reste, quelle que soit la théorie que l'on adopte, et je me rangerai assez volontiers à celle de Mandl qui a rallié des hommes tels que Raciborski (2) et Joulin (3), le fait important de la non-coagulation des règles n'est pas niable. Il explique pourquoi le sang menstruel ne s'accumule pas dans la vessie, ne se décompose pas, et ne

(1) Mandl. Résumé des travaux modernes sur la menstruation et la fécondation. Archives générales de médecine, 1845.

(2) Raciborski. Etudes physiologiques sur la menstruation. Académie des sciences, 1843.

(3) Joulin. Traité d'accouchement. Paris, 1867, p. 123.

s'y dépose pas, comme le fait le sang ordinaire dans un vase quelconque ou dans un sac anévrysmal. L'état alcalin des urines, un peu de catarrhe vésical, avec sécrétion muco-puurulente, contribuent encore à maintenir cette fluidité du sang.

Si cette coagulation des règles dans la vessie est difficile, elle n'est cependant pas impossible, nous en avons trouvé quelques cas. Il est supposable, que chez ces malades, l'urine très-acide avait réagi sur les éléments du sang et provoqué la formation de caillots. M. De Roubaix, dans son Traité, rapporte l'observation d'une femme dans la vessie de laquelle s'était déposées des concrétions sanguines ; il suffit de sonder la femme, de nettoyer la vessie avec des injections pour voir les caillots se désagréger.

Si pareil cas se représentait, tout en suivant la ligne de conduite de M. De Roubaix, on se rappellerait qu'il est de remarque physiologique que le sang, lorsqu'il se trouve mélangé à de l'urine alcaline, ne se coagule pas ; la fibrine étant soluble dans les dissolutions alcalines. A chaque époque menstruelle on alcaliniserait donc les urines.

Quant à l'objection qu'un caillot pourrait devenir l'origine d'un calcul, je n'ai trouvé dans les auteurs aucun exemple de cette complication.

7° L'occlusion peut-elle être suivie longtemps après l'incontinence d'urine ?

C'est le reproche le moins fondé de tous, attendu que Vidal avait créé spécialement sa méthode pour obvier à cet inconvénient, si fréquent à la suite des opérations directes de fistules vésico-vaginales. Ce serait un déni de justice de ne pas reconnaître que ce but est atteint dans l'immense majorité des cas, et, si on veut se donner la peine de compulser toutes les observations, on verra que si quelquefois la vessie n'a pas repris de suite intégralement ses fonctions, l'amélioration a été toujours en augmentant, et que l'incontinence a fini par disparaître.

Aussi, tout en rapportant l'observation de Bozeman, loin de dire, comme lui, que l'incontinence doit survenir tôt ou tard, conclurons-nous, à l'inverse de lui, que son observation est unique, et que l'exception n'a jamais fait que confirmer la règle. Dans tous les cas, la malade de M. Bozeman avait retiré un grand bénéfice de son opération, puisque avec une moitié d'urèthre, elle avait pu retenir ses urines à volonté pendant dix ans, qu'au bout de ce laps de temps, elle pouvait encore les garder en marchant, et qu'étant couchée, si elle satisfaisait au besoin d'uriner aussitôt qu'il se faisait sentir, elle avait le temps de se lever et de sortir.

Cette situation n'est-elle pas de beaucoup préférable à celle qui aurait résulté d'une incontinence d'urine par le vagin pendant toute la vie?

Voici cette observation :

OBSERVATION XXXIX. — Fistule vésico-vaginale. (Observation du Dr Bozeman, de New-York (1).

En automne 1858, entrait dans notre infirmerie une jeune négresse, Jeanne F..., âgée de 20 ans, atteinte de deux fistules, l'une vésico, l'autre recto-vaginale. Ces fistules étaient le résultat d'une gangrène survenue l'année précédente par suite de la pression exercée par la tête de l'enfant dans un accouchement laborieux. On sait que ce déplorable accident n'est pas rare et que la primipare y est surtout exposée ; et tel était le cas de la malade qui était le sujet de cette observation. Après son admission à l'infirmerie, elle fut opérée une première fois par le Dr J. B. Gaston, mais sans succès. Ce n'est qu'à partir, du premier janvier 1859 que j'eus à m'occuper d'elle.

L'examen me révéla la perte de la totalité du septum vésico-vaginal, ainsi que de la moitié de la portion uréthrale du vagin. L'arcade pulvienne était à nu dans une étendue de 1/2 ou 3/4 de pouce, de haque côté de la symphyse : au-dessus, le col utérin avait perdu toute

(1) American, Journal of medical sciences, octobre 1870.

sa portion sous-vaginale. L'immobilité des bords de la solution de continuité, aussi bien que celle de l'utérus lui-même, ne permettaient pas de songer à combler la perte de substance en attirant la matrice en bas. La fistule recto-vaginale, de deux doigts de diamètre, de forme ovalaire, à grand axe transversal, siégeait à 2 pouces 1/2 de l'anus. Au niveau de son bord inférieur on constatait la présence d'un tissu dur, résistant, qui s'étendait à travers la paroi postérieure du vagin. Je parvins peu à peu, grâce à la dilatation et à des incisions répétées, à mobiliser ce bord inférieur, jusqu'à ce qu'il me fût possible, après un avivement préalable, de pratiquer la réunion au-dessous d'une *suture à bouton*, qui s'écoulait dans le vagin à travers le large orifice que présentait le bas-fond de la vessie. Le huitième jour, en enlevant les sutures, nous constatâmes l'occlusion complète de la fistule. Quant à l'autre perte de substance, il était impossible de la combler. Comment donc remédier à cet écoulement des urines par le vagin? Dans un cas semblable, nous avions déjà, à l'exemple de Vidal, pratiqué l'occlusion de la vulve, mais sans grand avantage. Il n'y avait ici qu'une chose à faire : c'était de réunir en une seule cavité tout ce qui restait du vagin et de la vessie. Nous atteignîmes ce but en excisant la paroi antérieure du vagin, jusqu'au niveau du bord correspondant de la fistule, et en pratiquant circulairement et au même niveau un avivement semblable des parois postérieures et latérales. Toutes ces surfaces avivées furent réunies par des sutures suivant une ligne transversale, et le vagin fut ainsi oblitéré de façon à ne pas laisser de poche déclive qui permît la stagnation de l'urine (inconvénient qui constitue l'objection la plus sérieuse, que l'on ait faite à la suture antéro-postérieure de la vulve dans le procédé de Vidal.

Les Drs Gaston, Norton et d'autres médecins assistaient à l'opération. Nous employâmes huit sutures métalliques et un *bouton* de un pouce 3[4 de long. Tout cet appareil fut levé le 9° jour, et l'occlusion fut trouvée complète. Ceci se passait le 15 mars 1859. Depuis ce temps, la malade garda ses urines à volonté, à moins qu'elle ne passât un grand nombre d'heures sans vider sa vessie. Elle restait couchée toute la nuit, sans avoir besoin de se lever et sans se mouiller. Elle pouvait également ment marcher 3 ou 4 heures de suite, sans aucun inconvénient. Pendant onze ans sa situation demeura à peu près aussi bonne. Nous eûmes souvent de ses nouvelles les quatre premières années : au bout de neuf ans, elle jouissait encore d'une très-bonne santé, et faisait toute seule le ménage d'une famille. Le Dr R. P. Means, de l'Alabama, qui vient de la voir nous donne sur elle les renseignements suivants :

« Jeanne Finleg vit toujours et jouit d'une bonne santé générale.

Elle peut retenir ses urines en marchant : quelquefois pourtant il s'en échappe accidentellement quelques gouttes. Lorsqu'elle est couchée, si elle répond immédiatement à un besoin d'uriner, elle a le temps de se lever et de sortir. Elle ne se plaint d'aucune souffrance ; mais elle prétend qu'elle retenait ses urines beaucoup mieux dans les premiers temps qui ont suivi l'opération que maintenant.

CHAPITRE VIII

ÉTUDE COMPARATIVE DES DIVERS PROCÉDÉS D'OCCLUSION VAGINALE. — DE L'OCCLUSION VAGINALE ET DE L'OCCLUSION VULVAIRE.

Nous avons déjà condamné, avec les preuves en mains, les tentatives d'occlusion vaginale par la cautérisation si nous revenons sur un sujet que l'on pourrait croire épuisé, c'est pour montrer que notre sentiment de réprobation à l'égard de la cautérisation de l'intérieur du vagin, et sur les résultats qu'elle donne, est partagé par presque tous les gynécologistes. Mon collègue et ami Bourdon, dans sa thèse inaugurale, a étudié ces cautérisations faites dans une autre intention ; il s'est occupé de savoir si elles étaient capables d'amener la formation d'un anneau cicatriciel assez profond, assez résistant et assez étroit pour maintenir l'utérus prolapsé. Il nous édifie entièrement sur la valeur de cette méthode qui, en ne considérant que le fait, est la même, qu'il s'agisse d'une fistule vésico-vaginale ou d'une chute de l'utérus :

« Girardin, en 1823, dit-il, proposa, pour remédier aux descentes de matrice, de rétrécir ou d'oblitérer le vagin en en cautérisant l'intérieur. Depuis lors, on pratiqua en France plusieurs essais de ce genre. En 1833, Laugier employa l'acide nitrique ; En 1839, Philipps l'imita ; Velpeau se servit du fer rouge. Bien d'autres tentatives furent faites et l'on en fera, sans doute, beaucoup encore, mais presque toutes échouèrent probablement, car mes recherches ne m'ont fait découvrir que bien peu de cas où elles aient été couronnées de succès. » Les succès en effet, sont très-rares, et si plus récemment MM. Gaillard (de Poitiers), Desgranges et Valette (de Lyon) (1), ont pu, le premier, par des cautérisations au fer rouge; les seconds, par l'application d'une pince élytrocaustique contenant du chlorure de zinc, arriver à rétrécir le vagin, les résultats ont été minimes, et dans un cas où la largeur du canal fut réduite de quelques centimètres, la durée du traitement avait été de plus d'un an. A de pareils faits il n'est pas besoin de beaucoup de commentaires : rétrécir le vagin n'est pas l'oblitérer, et à l'heure actuelle l'observation d'occlusion du vagin par la cautérisation de Vidal reste seule. Il serait bien présomptueux d'espérer voir cette adhérence des parois s'établir à nouveau et persister, il le serait encore plus de croire qu'avec des cautérisations successives faites dans le même point après la chute des eschares, on pourrait oblitérer entièrement le canal.

La cautérisation ne doit être employée que pour compléter une occlusion vaginale, en voie de formation au-dessous d'une fistule ou pour combler les petits pertuis qui se produisent dans le diaphragme d'occlusion. Limitée à ces cas particuliers la cautérisation, doit rester et restera comme un moyen thérapeutique puissant; dans aucun cas elle ne devra être proposée comme une méthode générale de traitement. On l'exécutera avec le cautère actuel ou le nitrate d'argent. Le nitrate d'argent est généralement préférable, le cautère ne doit lui être substitué que dans des cas particuliers, par exemple, lorsque le pertuis est très-large ou que ses bords sont calleux ou trop difficiles à irriter.

Je remplacerai volontiers la cautérisation au fer rouge par la cautérisation par le galvano-cautère. En effet, on ne

____

(1) Thèse Bourdon, cit.

peut limiter suffisamment le champ d'action du cautère actuel ; son maniement est difficile, il se refroidit rapidement surtout au contact des liquides et ne brûle souvent que l'entrée des trajets. Le cautère galvanique pouvant s'appliquer, alors qu'il est séparé de sa source d'électricité, permet d'attendre avec une grande précision les parties à cautériser. C'est dans un pertuis, tortueux, anfractueux, étroit, que cet appareil serait excellent. Cependant il ne faudrait pas se bercer d'illusions, il a échoué entre les mains de M. Verneuil tout aussi bien que les autres moyens de cautérisation.

Quel que soit le procédé employé, après la cautérisation, les bords du pertuis se gonflent; il en résulte une oblitération temporaire qui pourrait en imposer pour une guérison. Le temps permettra de juger la question. L'incontinence d'urine par le vagin reparaissant aussitôt que les phénomènes inflammatoires ont disparu.

Les procédés anaplastiques : infibulation, élytroplastie comptent encore trop peu de cas pour qu'on puisse les juger définitivement. Il faut cependant savoir qu'ils semblent relativement réussir.

Si on fait le relevé statistique de tous les cas d'occlusion vaginale par les procédés anaplastiques, on voit que, sur 8 opérations, il y a : 1 mort, l'opérée de Bérard, 4 insuccès, les trois opérées de Breslau, celle de M. Le Dentu.

3 succès, les deux opérées de M. Courty, et l'opérée de M. Péan.

Ce qui donne une moyenne d'une guérison sur 3 opérations.

Dans le chiffre des opérées guéries, nous comprenons la malade de M. Péan, qui sortit de l'hôpital avec une occlusion vaginale complète.

Théoriquement il était supposable que les lambeaux quadrilatères de l'élytroplastie se gangréneraient plus facilement que les lambeaux sigmoïdes de l'infibulation ; avec

une base d'implantation moins large, ils avaient une surface d'irrigation plus étendue ; toutes ces prévisions ont
été trompées ; ils ont mieux résisté.

Quelle est la cause de cette différence ? Pourquoi *toutes*
les occlusions vaginales par l'élytroplastie ont-elles pu
réussir quand *toutes* les occlusions vaginales par l'infibulation ont échoué ? Dans l'élytroplastie à double lambeau,
le succès tient peut être à un accolement plus immédiat
des lambeaux que dans l'infibulation.

Intimement unis l'un à l'autre dans toute leur étendue,
leurs capillaires sanguins ne tardent pas à s'envoyer des
anses anatomiques à travers la gangue de lymphe plastique qui agglutine leurs surfaces saignantes. Les lambeaux
sigmoïdes sont affrontés dans une petite étendue de leur
surface par leur bord libre où la circulation est moins active, aussi est-ce dans ce point que débute la gangrène ;
ainsi donc les lambeaux quadrilatères qui, isolément sont
moins vasculaires que les lambeaux sigmoïdes, le seraient
davantage après leur accolement.

Dans l'élytroplastie à un lambeau, celui-ci n'a qu'une
faible richesse vasculaire relativement au lambeau semi-
lunaire, mais il est rattaché à la paroi vaginale avivée qui
lui fournit vite les éléments nécessaires à sa nutrition.

Je suis prêt à accepter toute autre explication ; mais on
n'oubliera pas que, pour ne pas s'exposer à échouer dans
une occlusion vaginale par les procédés anaplastiques, on
devra choisir de préférence l'élytroplastie.

Maintenant que l'on connaît quel est le meilleur des procédés anaplastiques, il nous faut examiner la valeur de la
méthode elle-même. Contrairement à MM. Courty et Péan,
je pense que, dans les cas où ils l'ont employé, il y avait
peut-être mieux à faire. Il est évident que, pour que cette
méthode réussisse, il faut que les parois vaginales auxquelles on emprunte les lambeaux ne soient pas trop altérées.

Pourquoi alors, puisque l'état des parties le permet, ne pas recourir au procédé ordinaire : l'avivement et la suture de la paroi vaginale et de la lèvre antérieure de la fistule. Il a le grand avantage : sur l'élytroplastie à double lambeau, de ne pas créer une occlusion au-dessous de la fistule; sur l'élytroplastie à lambeau simple, de tendre fortement la paroi vaginale postérieure, de ne pas laisser dans le vagin une lame de muqueuse formant un angle avec la paroi vaginale postérieure, lame offrant un plan moins résistant dans les efforts du coït qu'une bande cicatricielle de tissu conjonctif.

Le procédé de Vidal, où élytrorrhaphie verticale, est basée sur l'avivement simple de l'entrée du vagin, avec accolement des deux parois latérales. Elle a échoué deux fois entre les mains de l'auteur, à l'hôpital du Midi et à Necker (1). Aurait-elle réussi, que les objections ne lui auraient pas fait défaut et l'auraient empêchée de devenir une méthode régulière. Le moins discutable des reproches que l'on pourrait lui adresser, c'est la disposition en godet des lambeaux avec éperon externe, disposition tout en faveur d'une filtration urinaire à travers les lèvres de la plaie et de plus, la présence d'une vaste poche urinaire devant nécessairement amener des difficultés graves pour l'exécution des fonctions de la miction, et prédisposant à la formation de calculs. Ajoutons que les surfaces réunies sont sujettes aux mêmes tiraillements que pour l'occlusion vulvaire, et qu'il est moins facile de multiplier les sutures profondes. La réunion transversale du vestibule est même plus admissible que verticale, car elle s'accommode mieux à la tendance qu'a déjà le vagin à s'aplatir d'avant en arrière.

L'occlusion vaginale par l'avivement des parois du vagin

_____

(1) Velpeau. Médecine opératoire, t. IV.

sans suture ne saurait nous arrêter, puisque pour l'inventeur même de cette méthode Roser, elle est restée à l'état de projet.

Les occlusions du vagin par l'avivement et la suture sont de deux espèces : les premières sont mixtes, c'est-à-dire qu'elles siègent au niveau de la voûte du vagin, et que le col de la matrice enclavé dans la vessie où le rectum concourt à fermer le vagin, ce sont des occlusions cervico-utéro vaginales.

Les secondes sont des *occlusions vaginales proprement dites*, constituées par l'accolement des parois du vagin, ce sont les seules dont nous ayons à nous occuper.

L'occlusion vaginale profonde, si favorable pour l'avenir de la femme, est celle qui réussit le mieux et exige le moins de séances opératoires, toutefois peut-être plus dangereuse (M. Verneuil) et certainement plus difficile, elle oblige pendant l'opération à plus de prudence et de peine. La direction du diaphragme d'occlusion importe peu, qu'il soit transversal ou oblique, l'opération repose sur le même principe. En résumé :

N'amenant plus tard aucune complication, réussissant plus que tout autre occlusion, mais peut-être plus dangereuse, et certainement plus difficile : telle doit être définitivement comprise l'occlusion vaginale profonde.

Voyons d'abord quels sont ses dangers. Si on opère très-haut, presque au-dessous du col, on s'expose à blesser le péritoine, les uretères, ou à provoquer une péritonite par propagation.

C'est surtout en arrière que la blessure du péritoine est à craindre. Les auteurs classiques ne peuvent s'accorder pour établir la profondeur du cul-de-sac péritonéal à l'état normal. Si on prend la moyenne des chiffres donnés, on verra que le péritoine se réfléchit du vagin sur le rectum ordinairement à 0,16 millimètres au-dessous de la partie la plus élevée de la paroi postérieure du vagin. Ces limites varient cependant à chaque instant, et avec chaque femme ; le péritoine peut être plus élevé ou descendre encore plus bas, attiré par les organes voisins, ou déprimé par une certaine quantité de liquides. On l'a vu ainsi s'abaisser de 2 ou 3 centimètres et s'interposer entre les ligaments de Douglas.

Si à l'état normal les auteurs ne peuvent s'accorder pour établir de limite fixe à la séreuse, c'est encore bien pis à l'état pathologique.

Les déviations, les adhérences, les phlegmasies latentes du petit bassin, donnent lieu aux déplacements les plus inattendus, expliquant comment, faute de données précises, le bistouri a pu atteindre le péritoine alors qu'on le croyait encore fort loin ; c'est ainsi que M. Verneuil put pénétrer dans le cul-de-sac péritonéal postérieur.

Les uretères sont situés dans le tissu conjonctif interposé entre le vagin et la vessie, ils pénètrent bientôt entre les diverses couches de ce dernier viscère, où ils se déplacent très-aisément suivant les mouvements des organes voisins, et changeant leurs rapports avec eux ; ordinairement (1), ils seraient éloignés du museau de tanche de 22 millimètres.

Jobert et plus tard Simon, ont démontré que l'on avait bien exagéré le danger de les couper ; et il faut avouer avec eux que cela ne peut guère arriver si on a soin de ne pas dépasser par l'avivement ou par la suture, la substance vaginale proprement dite.

Quant à la propagation de l'inflammation du vagin au péritoine, rien n'est moins prouvé que la vaginite traumatique ; et s'il se développe une péritonite après l'occlusion vaginale, c'est par un tout autre mécanisme ; celui que nous avons indiqué. Nous venons de voir quels sont les dangers de l'occlusion vaginale profonde. Voyons maintenant quelles sont les difficultés à surmonter pour arriver à un heureux résultat.

A une grande profondeur, la fistule est moins accessible ; les parois vaginales, plus mobiles, fuient devant les instru-

(1) De Roubaix. *Loc. cit.*

ments ; plus flasques elles tendent toujours à s'accoler au-
dessus du spéculum ; les plis de la muqueuse sont plus
nombreux, plus saillants ; l'avivement plus long à cause
du développement latéral du vagin.

Mais à côté de ces désavantages légers, de ces dangers
éventuels qu'un chirurgien patient et habile doit savoir
éviter ou surmonter, quels avantages opératoires n'offre pas
l'occlusion vaginale profonde..

A cette hauteur, la juxtaposition des parois représente à
leur jonction une ligne régulièrement transversale, il s'ensuit une adaptation plus exacte des surfaces avivées, c'est
là l'explication de la soudure, des deux parois vaginales
apposées à la suite de la cautérisation faite par Vidal, de la
proposition du professeur Roser, d'obtenir l'agglutination
par un simple avivement circulaire de la muqueuse vaginale sans suture.

Sans aller aussi loin, il est évident, d'après ce que je
viens de dire que les fils de sutures devront être moins
nombreux que pour l'occlusion vulvaire.

Profondément l'occlusion transversale s'impose, et ce ne
serait qu'en cas de coarctation et d'adhérences qu'elle devrait être changée, et l'application d'une réunion verticale
ou oblique pourrait devenir *indispensable*. Les conditions
de structure semblent aussi conspirer pour favoriser la
réussite de l'oblitération profonde.

La paroi vaginale antérieure va en diminuant progressivement de consistance et d'épaisseur du col de la vessie
jusqu'à la vulve, de même pour la paroi vaginale postérieure ; à leur partie supérieure, ces parois plus cohérentes,
plus résistantes, se laisseront déchirer plus difficilement par
les fils métalliques. L'avivement pourra être plus profond,
les brides cicatricielles enlevées avec moins d'appréhension
de perforer les parois vaginales.

En avant, au-dessous de la muqueuse, au delà du col
vésical, se trouve une couche de tissu conjonctif, devenant

de plus en plus abondant à mesure qu'on se rapproche de l'utérus ; elle se continue en haut avec le tissu cellulaire sous-péritonéal (1).

En arrière et en haut, le tissu cellulaire est tout aussi abondant et se termine de la même manière.

Cette trame celluleuse sert admirablement pour hâter la cicatrisation.

Chez une femme opérée de kolpokleisis au-dessous du col de la matrice, par M. le professeur Richet, il se déclara pendant l'avivement une hémorrhagie en nappe, qui força à remettre au lendemain la suite de l'opération. Si je cite ce fait, c'est qu'il est exceptionnel, la vascularité du vagin étant moindre à sa partie supérieure qu'à sa partie inférieure ; d'où l'excessive rareté des hémorrhagies dans l'oblitération vaginale profonde.

Enfin, la sensibité du vagin va en décroissant de bas en haut ; si donc on opère au delà du col de la vessie, la sensibilité, très-obtuse en ce point, rendra moins nécessaire l'anesthésie chloroformique.

M. Simon consacre une ou deux séances à l'occlusion vaginale, faite au-dessus du col de la vessie ; toutefois deux séances sont ici moins urgentes qu'à la portion uréthrale du vagin où, par suite de conditions anatomiques différentes, les parois vaginales tendent sans cesse à s'écarter.

Quelques mots pour terminer sur une dernière variété de kolpokleisis, l'occlusion uréthro-vaginale. Les connexions anatomiques y rendent l'opération moins dangereuse et moins difficile, mais la font échouer plus souvent que la précédente. La ligne de réunion limitée de chaque côté par la branche ischio-pubienne est moins étendue.

Toutefois, l'écartement des parois rend l'affrontement des surfaces plus difficile et fréquente la persistance des pertuis fistuleux.

(1) De Roubaix. *Loc. cit.*

Toutes choses égales d'ailleurs, les chances de réussite sont d'autant plus grandes, que presque toute la longueur du conduit uréthral est conservée; elles sont d'autant moindres, qu'une portion fait défaut.

Dans le cas où la largeur du vagin détermine la formation d'une ligne de réunion fort longue, on peut faire l'opération en plusieurs séances, aviver et suturer seulement une partie, pour terminer dans une seconde séance.

Nous ne nous étendrons pas davantage ici sur cette variété de l'occlusion vaginale, qui offre tant de rapports, si elle est faite très-bas, avec l'occlusion vulvaire, que nous discuterons longuement.

Le vagin une fois fermé, l'occlusion persiste ; on a observé cependant quelquefois cette réouverture. M. Bozeman a vu la cicatrice être ulcérée par une pierre et l'urine couler à nouveau par le vagin. C'est là un cas pathologique dont on pourra éviter la reproduction, en surveillant plus attentivement l'état des malades qu'on ne l'a fait jusqu'ici. Sous l'influence du coït, la cicatrice a pu aussi se rompre.

Deux cas de cette nature ont été signalés par MM. Péan et Verneuil. Nous avons déjà noté le cas de la malade de M. Péan : nous n'y reviendrons pas ; celui de la malade de M. Verneuil est non moins intéressant (1). Depuis huit mois, l'occlusion était complète, quand le mari de cette malheureuse, par des tentatives répétées de copulation, déchira la cicatrice ; il s'établit une première fistulette. Un an et demi après l'opération, M. le Dr Dupuis, médecin dans le pays de cette femme, appliquant à ces fistules le mot heureux de fistule marito-vaginale, écrivait à M. Ferrand, élève de M. Verneuil, qui lui avait demandé des renseignements : « La fistule s'est agrandie, soit à la suite de nouveaux efforts du mari, soit par le fait d'un travail ulcératif, si bien qu'aujourd'hui (mars 1868) il n'existe plus trace de l'occlusion. »

(1) Thèse Ferrand, cit.

En faisant entrevoir au mari et à la femme la possibilité de la reproduction de la maladie dans les efforts de coït, en les engageant à ne pas compromettre par un manque de fermeté les résultats acquis, on peut espérer éviter toute récidive. Si le mari et la femme, ainsi avertis, ne tenaient aucun compte des recommandations, ils ne devraient s'en prendre qu'à eux-mêmes de leur imprudence.

M. Verneuil s'appuyant, d'une part, sur les dangers immédiats plus grands, d'après lui, de l'occlusion vaginale profonde ; d'autre part, sur la possibilité de la reproduction de la maladie sous l'influence des efforts du coït, a dit préférer l'occlusion vulvaire à l'occlusion vaginale profonde. Le premier de ces arguments me semble encore trop incertain, le second trop personnel, pour nous faire adopter la manière de voir du chirurgien de la Pitié. Ces deux arguments s'effacent devant cette considération, que l'occlusion vulvaire peut, s'il reste une portion de la cloison uréthrovaginale, être cause d'une complication bien autrement redoutable, la formation de calculs dans le vagin.

En vertu de ces principes et aussi de cette règle de chirurgie, de ne jamais sacrifier un organe ou une partie d'organe non malade, nous conclurons avec MM. G. Simon, Herrgott, Sims, Bozeman, De Roubaix, Spencer Wells, Giraldès, et notre savant maître, M. le professeur Richet :

1° Que *l'occlusion vaginale devra être préférée à l'occlusion vulvaire* ;

2° Qu'*elle devra être faite aussi haut que possible, dans le sens des altérations anatomiques des tissus* ;

3° Que *le meilleur procédé d'occlusion sera celui dans lequel on aura soudé la lèvre antérieure de la fistule à la paroi vaginale postérieure.*

A l'orifice vulvaire, tout semble conspirer pour empêcher l'occlusion. Si le champ opératoire est découvert, ce qui rend les manœuvres plus aisées, la disposition anatomique des parties fait que l'opération est plus longue et plus péni-

ble. L'avivement terminé, les sutures restent en place plus
de temps ; dans l'intervalle, les parties sont sujettes à être
tiraillées, comprimées, dérangées par les mouvements des
cuisses, les efforts de miction et de défécation, les attouche-
chements imprudents de la malade, les chocs extérieurs, le
cathétérisme. On ne doit donc pas être surpris que Vidal et
les chirurgiens qui l'ont suivi aient éprouvé des échecs
constants et que M. de Roubaix, dans son ouvrage si complet et si récent, ait pu supposer que Schuppert fût le seul
qui, jusqu'en 1870, eut pu réussir à fermer le vagin par
cette opération.

Tout d'abord, quelles sont les conditions anatomiques qui
rendent l'opération difficile ? L'urèthre est immobilisé, à
une distance déterminée de la symphyse pubienne ; il ne
peut se rapprocher de la fourchette, solidement maintenue
elle-même par suite de la continuité du muscle constricteur
du vagin avec le sphincter anal. Latéralement, l'aponévrose périnéale moyenne, malgré son peu de résistance chez
la femme, suffit pour tenir écartées les parties situées sous
les deux moitiés du bulbe. L'entrée du vagin doit donc rester béante, si aucune force ne vient contre-balancer cette
tendance à l'écartement. C'est surtout chez les femmes
mères que cet écartement est très-apparent ; chez elles, le
vagin, à son ouverture, représente assez bien un cône creux,
légèrement aplati sur les côtés dans le sens vertical, et, si
on écarte les grandes lèvres, on voit les colonnes antérieure
et postérieure du vagin, les caroncules myrtiformes, les
plis les plus bas de la muqueuse vaginale, et ce n'est qu'au-
dessus de l'aponévrose moyenne que les parois vaginales
finissent par s'adosser, pour ne plus laisser voir qu'une
ligne transversale.

Les muscles bulbo-caverneux et constricteur du vagin,
bien qu'ils aient perdu beaucoup de leur tonicité et de leur
contractilité chez les femmes dont l'accouchement a été
laborieux et la vulve distendue outre mesure par les instru-

ments d'obstétrique, peuvent pourtant, par des mouvements spasmodiques, nuire au repos nécessaire à la formation de la cicatrice.

L'urèthre, très-mince vers le méat, offre une résistance à peine suffisante, et il est à craindre d'en entamer toute l'épaisseur avec le scalpel. M. Théophile Anger (1), dans une occlusion vulvaire faite dans le but de remédier à une chute de la matrice, a bien pu faire passer des fils de suture par l'urèthre; mais il serait dangereux de l'imiter, car il n'est pas douteux que, à moins de conditions toutes spéciales, la paroi inférieure de ce canal ne se laisserait trancher par la striction exercée par les fils. Telle est aussi l'opinion du professeur de clinique chirurgicale de Bruxelles (2).

Après l'accouchement, la vulve, aussi bien que le vagin, peut être sillonnée de brides cicatricielles qui exagèrent encore le bâillement de l'orifice vaginal. Chez une femme opérée d'occlusion vulvaire par M. Le Dentu (3), il y avait une bride retenant rigide la portion de tissu comprise entre la fourchette et la grande lèvre droite. J'attribue à cette bride, qui, même après la suture, tendait à écarter les surfaces avivées, l'insuccès de M. Le Dentu dans cette circonstance.

Maintenant que nous connaissons les conditions anatomiques qui rendent l'opération difficile, examinons la valeur des procédés opératoires proposés pour les surmonter.

Pour diminuer l'écartement du méat et de la fourchette, on a agi, soit sur l'urèthre, soit sur le rectum. M. Courty, et avant lui Jobert, faisait une incision semi-circulaire au-dessus du méat, et aussitôt il voyait se produire un abaissement de 1 centimètre à 1 centimètre 1/2. Ce moyen, bien qu'il puisse donner lieu à des hémorrhagies, est cepen-

(1) Thèse Bourdon, cit., p.
(2) De Roubaix, *loc. cit.*
(3) Voir plus haut l'observation, chap. de l'Episiokleisis.

dant préférable à celui de Lenoir, de Velpeau et de beaucoup d'autres chirurgiens, qui consiste à introduire des
tubes d'ivoire dans le rectum pour rapprocher la paroi vaginale postérieure. L'usage de ces tubes est aujourd'hui
tombé en désuétude; leur présence est plutôt nuisible qu'u-
tile; ils provoquent des douleurs vives, un état d'agitation
extrême pouvant devenir assez grave pour obliger de recourir à l'emploi du chloroforme et de la camisole de force (1),
et souvent même on a vu, au milieu des efforts convulsifs
de la patiente, les urines s'échapper à travers les fils de
suture.

Schuppert (2), pour prévenir toute action nuisible du
sphincter et du releveur de l'anus, fit entre le vagin et le
rectum une incision de 15 millimètres, et plaça dans la plaie
qu'il venait de faire une mince plaque de plomb, dans le
but d'empêcher une réunion trop rapide. Les bénéfices qu'on
retire de semblables incisions faites, soit autour de l'urèthre,
soit en avant du rectum, ne me paraissent pas compenser
les dangers immédiats ou consécutifs qu'on fait courir à
l'opérée, en coupant dans des tissus gorgés d'artères, d'ar-
térioles et surtout de veines.

L'accord est unanime chez tous les chirurgiens sur la
nature de l'avivement et le mode d'application des sutures;
tous ont reconnu l'utilité d'un avivement large et profond,
et l'importance d'une double suture : une superficielle, une
profonde. Sans contredit, le meilleur mode d'avivement est
celui de Schuppert (3). On excisera les petites lèvres et on
les ramènera au niveau des grandes lèvres avivées, puis on
abrasera circulairement la muqueuse vaginale avec un peu
des parties molles sous-jacentes, dans une longueur d'au
moins 2 à 3 centimètres. — Ordinairement, il ne reste pas

(1) Voir au chapitre Episiokleisis, l'observation d'occlusion vulvaire de
la malade de Baker-Brown.
(2) Voir au même chapitre cette observation traduite.
(3) Ibidem.

davantage d'urèthre ; mais s'il en restait plus et que, pour un motif patent, l'occlusion vulvaire fût indiquée, on pourrait, comme je l'ai déjà dit, exciser l'urèthre en excès et le ramener à la longueur voulue. — L'avivement ainsi pratiqué, on obtiendra une surface qui, la réunion une fois faite, devra avoir 4 ou 5 centimètres de profondeur. La vulve, après la cicatrisation, sera fermée par une masse de tissu qui ne dépassera pas l'extrémité inierne du conduit vésical, tout en doublant sa paroi inférieure. La nouvelle cavité urinaire sera unique et le plan de sa face inférieure sera encore incliné, à cause de la direction oblique de haut en bas, et d'avant en arrière de l'orifice génital. S'il ne restait rien de l'urèthre, on pourrait, à l'exemple de Kidd (1), peler la muqueuse, la disséquer aussi haut que possible, de manière à éviter encore la formation d'un cul-de-sac.

Le temps difficile de l'avivement est la direction de l'urèthre au-dessous et en arrière du méat, par suite de la minceur de la cloison uréthro-vaginale et de la possibilité des hémorrhagies. On pourra placer un cathéter d'argent dans le conduit vésical, cathéter dont on relèvera l'extrémité libre vers l'abdomen ; cet instrument servira à tendre la bande transversale saine du canal, à fournir un point d'appui au bistouri, à juger par la couleur blanchâtre de l'argent, que l'on peut voir par transparence lorsqu'il n'existe plus qu'une lamelle peu épaisse de tissu, du degré de rapprochement du revêtement interne de l'urèthre. On aura grand soin de ménager la paroi inférieure de ce canal ; plus, en effet, elle sera épaisse, plus on aura de chances de voir le canal conserver ses propriétés contractiles.

Les artères vaginales proviennent de l'hypogastrique et du rameau ovarique de l'artère utéro-ovarienne, elles se rendent sur les bords du vagin, pour se distribuer à ses diffé-

____

(1) Kidd. Dublin Medical Journal, cit.

rentes tuniques. A la vulve se distribuent les dernières ramifications des honteuses externe et interne.

Les veines forment également sur les parties latérales du vagin, des lacis considérables communiquant en bas avec les réseaux du bulbe, du clitoris, et allant rejoindre les veines hypogastriques et ovariques. Enfin, des veines émanant des grandes et des petites lèvres vont constituer les veines honteuses externes. Il résulte de là que le danger de produire des hémorrhagies existe principalement entre le pubis et le canal de l'urèthre, au-dessous du clitoris, vers le col vésical et sur les côtés du vagin, tandis qu'il est moins à craindre quand on opère près de la ligne médiane, et entre la vulve et le col de la vessie. C'est pourquoi je rejette tout aussi bien les incisions libératrices sus-uréthrales de M. Courty que les incisions rétro-vaginales de M. Schuppert, qui peuvent atteindre les artères périnéales ou les ramuscules des veines hémorrhoïdales inférieures.

L'avivement doit être large, égal, ne laisser subsister aucun îlot de muqueuse, comprendre même un peu de la couche musculo-vasculaire beaucoup mieux disposée à la réunion. Aussitôt l'avivement, il se déclare le plus souvent une hémorrhagie en nappe, qu'on arrêtera par des applications de glace, de linges imbibés d'eau très-froide. Il est indispensable d'obtenir l'hémostase avant de placer les fils de suture ; si elle se faisait trop longtemps attendre, il vaudrait mieux remettre la suite de l'opération au lendemain. Sans doute, la compression qu'exercent l'une sur l'autre les surfaces avivées arrêterait l'hémorrhagie, mais la moindre quantité de sang épanché suffirait pour empêcher une coaptation exacte, et, en jouant le rôle de corps étranger, être un obstacle à la réunion par première intention.

Pour l'occlusion vulvaire, aussi bien que la périnéorraphie le succès résulte de la superposition de deux plans de suture, de la grosseur des différents fils, de leur nombre, des procédés employés pour les fixer. Les fils postérieurs sont doublés, et chacun d'eux doit être plus volumineux que le fil qui lui correspond dans la suture antérieure, ils doivent passer à centim. 1/2 au moins, et à 3 centim. au plus en dehors de la surface avivée, de façon que, embrassant une grande épaisseur de chairs, ils puissent rester très-longtemps en place sans trancher les tissus. Dans le vagin il faut qu'ils ressortent en arrière de l'avivement, sans en être cependant trop éloignés, 2 centim. au maximum. Si les fils postérieurs, bien qu'ils fussent doublés, avaient le diamètre de chacun des fils extérieurs, ils ne sauraient résister aux tractions puissantes qui s'exercent sur eux ; ils finiraient par se casser. Par leur masse, ils exercent une moindre striction sur les parties molles, sans avoir d'action malsaine : ceux de notre malade qui furent enlevés le quinzième jour avaient encore la coloration blanche mate, et non pas une teinte bleue ardoisée ou bleue noirâtre, indice de leur oxydation ; ils n'avaient pas cette gaîne purulente que l'on a donnée comme preuve de la suppuration du trajet. Quels que fussent la nature des fils et leur diamètre, leur innocuité a été constante.

Pour passer ces fils on se sert d'une aiguille légèrement courbée sur son plat, dont l'extrémité en fer de lance est percée d'un chas contenant le fil ; cette aiguille, variable avec chaque opérateur, doit avoir au moins six centimètres de longueur, être assez forte, et pourvue d'un manche solide : les aiguilles à staphylorrhaphie, qui remplissent très-bien toutes ces conditions, ont été très-souvent employées. Après avoir enfilé le fil dans l'aiguille, on enfonce sa pointe près du bord externe de l'avivement du vagin, à la distance convenable, et on la fait sortir en arrière de la surface avivée, puis, on saisit avec une pince l'anse de fil, et on retire l'aiguille. Ceci terminé, on fait pénétrer l'aiguille du côté opposé, de la même façon, bien vis-à-vis de ce premier fil, et on introduit dans le chas de l'aiguille l'anse qu'il forme en arrière de l'avivement, puis on retire l'aiguille qui porte l'anse. On agit de même pour les autres fils profonds.

Les fils de suture superficiels seront plus minces, ils seront passés, ou avec des aiguilles courbes ordinaires que l'on fera cheminer à peu près vers le milieu de l'avivement, ou avec des aiguilles tubulées emmanchées sur le chasse fil; ils seront tordus entre les mors d'une pince à ligature ou avec le tord-fil[1] de Coghill.

Les anses doubles profondes seront au moins au nombre de quatre, les anses simples superficielles en quantité au moins égale.

Pour maintenir les fils profonds, à tous les modes de suture plus ou moins ingénieux, tentés ou mis en pratique, je préfère la suture enchevillée. Ce à quoi on doit prendre garde dans une occlusion vulvaire, c'est de laisser un baillement profond de l'avivement dans lequel s'engouffrerait l'urine. C'est précisément ce que présentait de défectueux le procédé de Vidal (de Cassis); aussi, depuis, tous ceux qui ont fermé le vagin par les procédés anaplastiques ont-ils créé un éperon interne, avec encoche externe. Cette encoche interne est évitée par la suture enchevillée qui agit surtout sur la partie profonde de l'avivement.

Cette suture, bien qu'elle ait été très-serrée, n'a jamais eu le fâcheux résultat d'être suivie d'inflammation; elle remplit l'indication de maintenir les lèvres profondes de la plaie en rapport, sans interrompre la circulation dans les tissus. Très-usitée dans la périnéorraphie, elle a donné de très-beaux résultats à M. Guyon, qui les a mentionnés dans son étude *sur les déchirures de la vulve et du périnée*. On terminera donc l'opération en liant les fils, soit sur des tuyaux de plume d'oie, soit sur des cylindres de sparadrap ou de diachylon.

Les sutures superficielles seront enlevées vers le dixième jour; les sutures profondes, les médianes vers le quinzième, celles des extrémités, au-dessous de l'urèthre etau-dessus de la fourchette, points où siégent le plus souvent les pertuis, ne seront ôtées que les dernières, vers le seizième ou dix-septième jour après l'opération. Cette prolongation du séjour des fils dans les tissus est vivement imposée par l'étendue de la plaie et les tractions qu'elle supporte à chaque instant. Malgré une subordination rigoureuse de l'opérateur à ccs préceptes, il se formera le plus souvent quelques pertuis. Après avoir attendu au moins un mois que les phénomènes de rétraction aient eu le temps de se produire, il les comblera par des cautérisations au fer rouge, s'ils sont très-étroits ; par un avivement circulaire de leur pourtour et l'application d'un ou deux points de suture, s'ils sont très-larges.

La malade de M. Benj. Anger a été en traitement pendant dix mois, celle de M. Baker-Brown, pendant cinq, la nôtre pendant huit, la durée minimum a été de deux mois. Il ne faut pas ignorer que l'occlusion vulvaire, plus encore peut-être que l'occlusion vaginale, est une opération difficile, longue, pouvant mettre à une rude épreuve la patience du chirurgien, mais que, dans cette lutte entre lui et la maladie, le succès a toujours été de son côté, si la persévérance ne lui a pas fait défaut.

L'occlusion vulvaire est plus douloureuse que l'occlusion vaginale ; on incise plus profondément et dans une plus grande étendue des tissus accessibles aux sensations. M. Verneuil a fait remarquer que la sensibilité est d'autant plus vive qu'on se rapproche de l'entrée du vagin ; obtuse à la partie profonde de ce canal, elle est exquise sur les grandes lèvres, les petites lèvres et la fourchette. La susceptibilité nerveuse de la malade, exaltée et entretenue par les douleurs physiques. doit engager à soustraire les malheureuses femmes aux angoisses qu'elles endureraient dans une opération de plusieurs heures ! De plus, le contact des instruments détermine des contractions de l'anneau vulvaire et des muscles du périnée, susceptibles de desserrer les premières sutures appliquées. L'occlusion vulvaire compte en réalité deux temps : l'avivement et l'application des fils de suture séparés par un intervalle plus ou moins long, pendant lequel le chirurgien tâche d'arrêter la petite hémorrhagie en nappe. Comme l'opération est fort longue, ou pourra donner le chloroforme à l'instant des temps douloureux et laisser reposer la malade pendant qu'on cherchera à obtenir l'hémostase.

Il faudra rechercher l'immobilité des agents musculaires qui avoisinent l'orifice du vagin pendant toute la durée du séjour des fils dans les tissus. La femme sera couchée sur le dos, les cuisses fléchies sur l'abdomen, et les jambes sur les cuisses ; les membres inférieurs devront être rapprochés l'un de l'autre, de façon à neutraliser la résistance des adducteurs. La sonde à demeure est indiquée ; elle empêche la pression du liquide accumulé dans la vessie sur la cicatrîce, soit spontanément, soit dans les efforts de la miction. Le chirurgien devra placer ou faire placer cette sonde par une personne expérimentée et se rappeler que c'est un élève inhabile qui compromit le succès de Vidal, en portant, par mégarde, le bec de l'algali sur les adhérences qui s'étaient établies entre les parois opposées du vagin. On prescrira *intus et extra* l'opium à haute dose, de façon à empêcher les garde-robes et la mise en jeu du sphincter de l'anus et du constricteur de la vulve qui y fait suite. Si c'est possible, on maintiendra cette constipation jusqu'à l'enlèvement des fils ; dans le cas contraire, on surveillerait les premières évacuations qu'on aurait pris soin de déterminer à l'aide d'un ou de plusieurs lavements huileux, en recommandant à la femme de ne faire aucun effort de défécation.

CHAPITRE IX.

OPÉRATIONS COMPLÉMENTAIRES DE L'OCCLUSION GÉNITALE.

Elles sont de deux ordres : les unes, qualifiées *d'opérations de nécessité*, sont imposées par les circonstances du chirurgien ; les autres, qu'on pourrait appeler *opérations de complaisance*, sont destinées à remédier à quelque désagrément résultant des opérations antérieures. Autant nous approuvons les premières qui ont presque toujours pour but d'achever une cure incomplète, autant nous blâmons les secondes. Fort heureusement il n'existe que peu d'exemples de ces dernières. M. Simon fit un jour une tentative opératoire assez originale et assez hardie. Il avait guéri une femme par l'occlusion du vagin ; l'opérée, dans la crainte d'un divorce, vint le supplier longtemps après de lui agrandir le vagin que l'occlusion indirecte lui avait laissé. M. Simon se rendit aux instances de cette femme et se décida à créer un cul-de-sac entre le nouveau diaphragme et le rectum, en passant dans le tissu conjonctif recto-vaginal.

Au moyen d'une incision transversale, il détacha du rectum la partie du vagin rétrécie, et dans le fond de l'incision il fixa un lambeau de muqueuse, enlevé dans le voisinage ; la profondeur du canal fut ainsi augmentée de 1 centim. 1/2 avec une certaine ampliation du vestibule. Cette opération aventureuse ne fut suivie d'aucun accident, et le cul-de-sac ainsi formé permit la copulation.

Malgré ce succès, il est douteux que M. Simon trouve beaucoup d'imitateurs, et que des femmes s'exposent volontairement à une nouvelle opération après la guérison de leur fistule, seul but de leurs désirs.

Les autres manœuvres chirurgicales sont bien autrement sérieuses, utiles, indispensables. Elles varient presque avec chaque cas, et c'est à l'opérateur d'en apprécier la convenance et l'urgence.

Ce traitement préparatoire ou complémentaire consiste dans l'occlusion vaginale, soit à redresser l'urèthre, à le dilater, à en créer un de toute pièce, à rétablir la perméabilité du col utérin oblitéré à la suite de l'accouchement, soit dans l'incision ou l'excision des brides fibreuses qui sillonnent le vagin, soit dans la dilatation lente de ce canal, soit dans la perforation de la paroi antérieure s'il s'agit d'une fistule vésico-utérine ou uretéro-utérine (Simon). La dilatation du vagin à l'aide de l'éponge préparée doit être rejetée. La compression égale exercée par ce corps sur des tissus déjà malades et très-vasculaires peut avoir les plus désastreux effets. Dans un cas que nous avons été à même d'observer, l'application de l'éponge fut suivie d'un sphacèle de toute la partie superficielle du vagin avec infiltration œdémateuse des tissus sous-jacents. C'est donc à la dilation graduelle, lente, qu'il faudra avoir recours.

Pour l'obtenir, M. Bozeman se sert d'un spéculum qu'il a inventé, et dont on peut mesurer à 1 centim. près l'écartement des valves; on peut laisser l'instrument appliqué pendant plusieurs minutes et diminuer ou augmenter, à volonté, l'éloignement des valves. Ce spéculum, qui n'a jamais causé aucun accident, nous paraît appelé à rendre de réels services dans les cas très-compliqués.

Pour l'occlusion vulvaire, aussi bien que pour l'occlusion vaginale, les opérations complémentaires sont essentiellement variables.

Ne pouvant les citer toutes, nous nous contenterons d'énumérer les principales. Ce sont, comme précédemment, parfois le redressement, la dilatation de l'urèthre, la création d'un nouveau canal, parfois, au contraire, l'occlusion du méat, ou la formation d'une ouverture dans la paroi recto-vaginale ou dans le périnée.

CONCLUSIONS.

Arrivé au terme de notre travail, nous résumons, dans les quelques propositions suivantes, les conclusions qu'on peut en tirer :

La méthode indirecte de traitement des fistules uro-génitales, encore appelée kleisis génital ou occlusion génitale, a pour but de rétablir les fonctions de la vessie en créant une barrière imperméable, capable d'empêcher le passage incessant de l'urine par le vagin et de forcer le liquide sécrété à refluer dans son réservoir naturel, pour être éliminé par l'urèthre.

La multiplicité des lésions, la diversité des cas, ne permettent pas de poser à l'avance chacune des indications de la méthode indirecte. Tout ce que l'on peut dire, c'est qu'elle ne devra être employée que lorsque tous les autres modes de traitement des fistules uro-génitales (cautérisation, méthode directe, réunion secondaire) seront inapplicables à nouveau ou pour la première fois.

L'occlusion des voies génitales peut être pratiquée : au niveau du col utérin avec ou sans rejet du museau de tanche dans la vessie ou le rectum (*hystérokleisis*), dans un point quelconque de l'étendue du vagin (*kolpokleisis*), au niveau de la vulve (*épisiokleisis*).

Les mots nouveaux de *kleisis génital*, *d'hystérokleisis*, de *kolpokleisis*, *d'épisiokleisis*, doivent être préférés aux expressions anciennes *d'hystérorraphie*, de *colporraphie* ou *d'élytrorraphie*, et *d'épisiorraphie* ; elles ont le grand avantage, tout en indiquant la nature de l'opération, de ne rien préjuger de son mode opératoire.

L'occlusion du col utérin a été obtenue pour la première fois par Jobert.

L'occlusion du vagin par M. le professeur Simon, de Heidelberg.

L'occlusion de la vulve par M. Schuppert, de la Nouvelle-Orléans.

Malgré les revendications étrangères, il est certain que non-seulement l'idée de la méthode indirecte est française, mais encore que la première opération plastique régulière d'occlusion vaginale, a été faite sans succès, il est vrai, par Vidal, en 1832, à l'hôpital du Midi. Il est non moins évident que les deux grands principes opératoires de l'occlusion vaginale :

1° Faire l'occlusion aussi profonde que possible;

2° Se servir de la lèvre antérieure de la fistule et la réunir à la paroi vaginale postérieure,

Avaient été posés par Vidal et Velpeau dès 1834.

A M. le professeur Simon revient l'honneur des principaux perfectionnements apportés depuis cette époque dans le manuel opératoire de l'occlusion vaginale, perfectionnements qui lui ont permis d'obtenir les premiers succès.

L'occlusion du vagin par la cautérisation ne compte aucun succès; aussi la cautérisation ne devra-t-elle être employée que pour compléter une occlusion en voie de formation au-dessous d'une fistule.

L'occlusion du vagin par lambeaux anaplastiques : infibulation, élytroplastie à un ou deux lambeaux semble relativement réussir ; toutefois les inconvénients de ce mode opératoire n'étant pas compensés par ses avantages, on devra en restreindre l'usage.

L'occlusion du vagin par avivement de ses parois sans suture, proposée par le professeur Roser, n'a pas même été mise en pratique par ce chirurgien.

L'occlusion du vagin par avivement et suture de ses parois est le mode opératoire qui compte le plus de cas. Le diaphragme d'occlusion peut, suivant la direction donnée à l'avivement et à la suture, être vertical, transversal ou oblique.

L'élytrorraphie verticale, d'après le procédé de Vidal, ne

saurait plus être acceptée aujourd'hui ; elle n'a jamais réussi, elle est très-difficile et peut provoquer ultérieurement des accidents.

Les deux meilleurs modes d'occlusion du vagin sont : l'élytrorraphie transversale et l'élytrorraphie oblique.

On devra se servir de la lèvre antérieure cruentée de la fistule et la suturer à la paroi vaginale postérieure préalablement avivée; suivant le sens du bord antérieur de la fistule, l'élytrorraphie sera transversale ou oblique.

Si on ne pouvait atteindre et utiliser le bord antérieur de la perte de substance, il faudrait encore faire l'occlusion aussi près de lui que les lésions anatomiques des tissus le permettraient.

L'opération, alors même qu'après la section des fils de suture, il n'y a aucune adhérence des parois vaginales, amène consécutivement un retrait du vagin au niveau de l'aréole d'avivement.

L'opération est d'autant plus profitable que les échecs ont été moins nombreux.

Dans le cas où la largeur du vagin détermine la formation d'une ligne de réunion fort longue, on peut faire l'opération en plusieurs séances; suturer seulement une partie du vagin pour terminer dans les autres séances.

La présence de l'urine dans le vagin n'est pas un obstacle à la réunion par première ou par seconde intention, si ce liquide n'est pas modifié dans sa composition chimique.

L'opération du kolpokleisis ne réussit d'ordinaire qu'après plusieurs séances opératoires; après l'enlèvement des fils, il reste presque toujours quelques petits pertuis qu'il faut ultérieurement combler.

Sous l'influence de la rétraction du tissu cicatriciel, les pertuis diminuent chaque jour de largeur ; il faudra donc attendre que les phénomènes de rétraction se soient entièrement produits avant de les combler, c'est-à-dire espacer chaque séance opératoire d'au moins un mois.

Le Double. 16

Il ne serait pas prudent de laisser la femme quitter l'hôpital si un pertuis, si minime soit-il, persiste dans le diaphragme d'occlusion; la femme pourrait devenir à nouveau enceinte, la cicatrice se rompre au moment de l'accouchement, ou d'autres accidents, locaux ou généraux graves, survenir.

La continence des urines peut avoir lieu, bien que le sphincter vésical soit détruit.

Toutes choses égales d'ailleurs, l'occlusion vaginale réussit d'autant mieux qu'elle est plus profonde et que la longueur de l'urèthre est conservée.

A l'heure actuelle, il n'existe pas dans la science d'exemple d'occlusion vulvaire pure, de cas d'occlusion vulvaire dans lesquels le bistouri n'ait pas intéressé, en même temps que les tissus situés au-dessous de l'anneau vulvaire, les tissus situés au-dessus ou dans son voisinage ; ce qu'on désigne aujourd'hui sous le nom d'*épisiokleisis* n'est en réalité qu'une *élytro-épisiorraphie*, une *périnéo-épisiorraphie*, une *cheilo-épisiorraphie*.

L'épisiokleisis peut être complet ou incomplet, s'accompagne ou non de la création d'un diverticulum rectal.

L'occlusion vulvaire ne devra être employée qu'en désespoir de cause, alors que l'occlusion vaginale sera absolument impossible.

La méthode indirecte n'est pas plus dangereuse que la méthode directe; il n'est pas prouvé que l'occlusion vaginale le soit plus que l'occlusion vulvaire.

Chez beaucoup de femmes atteintes de fistules uro-génitales compliquées, la fécondation et la copulation sont impossibles. Dans le cas de possibilité, une nouvelle grossesse n'aurait souvent pour résultat que d'exposer la vie de la mère, sans pour cela lui donner un enfant à terme et vivant.

Après l'occlusion, l'urine ne reflue pas de l'utérus dans le péritoine ; la présence de ce liquide est indifférente à la muqueuse utérine.

L'urine peut se décomposer dans le vagin. Cette décomposition n'est dangereuse qu'autant qu'elle est due à du carbonate d'ammoniaque ou à du phosphate basique de soude; elle amène à la longue une inflammation profonde des organes génito-urinaires.

Cette altération se produit lorsque l'occlusion vaginale siége bien au-dessous de la fistule, et que, par suite, une certaine quantité de liquide reste dans le cul-de-sac vaginal au moment de la miction. Dans ces conditions, il peut se déposer des calculs dans le vagin, en arrière du diaphragme d'occlusion.

Les règles ne se coagulent pas derrière le diaphragme d'occlusion; elles sont expulsées facilement par l'urèthre. L'opération ramène souvent l'écoulement menstruel qui avait disparu. Les premières menstruations provoquent parfois quelques légères douleurs de cystite, mais cette cystite subaiguë et intermittente ne devient jamais continue et chronique; peu à peu, au contraire, ses symptômes finissent par s'amender et par disparaître.

L'occlusion vaginale, créée par Vidal, principalement pour remédier à l'incontinence d'urine par l'urèthre, si fréquente après les opérations de fistules par la méthode directe, remplit entièrement ce but.

L'occlusion génitale peut exiger deux sortes d'opérations complémentaires; les unes dites *de nécessité*, destinées à achever une cure incomplète, peuvent être admises; les autres, dites *de complaisance*, faites dans l'intention de remédier à quelques désagréments résultant des opérations antérieures, doivent être proscrites.

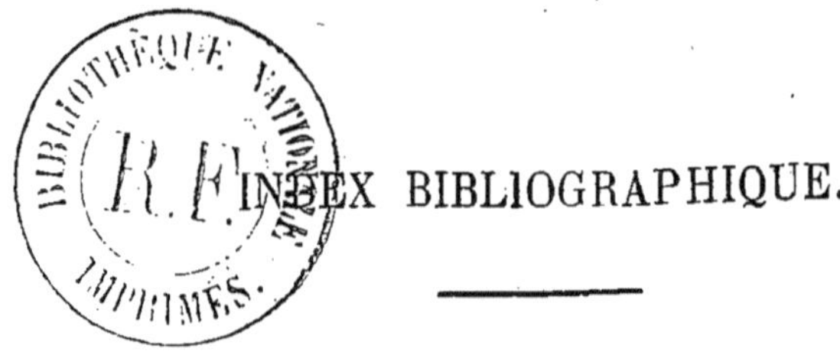 INDEX BIBLIOGRAPHIQUE.

VIDAL (de Cassis). Traité de pathologie externe, 5ᵉ édition, Paris, 1861,
    t. V, p. 573.
Ibidem. Archives de chirurgie française et étrangère. Paris, 1845.
MALGAIGNE. Traité de médecine pratique.
    — Petit journal hebdomadaire de médecine et de chirurgie, rédigé par
        MM. Bouillaud, Andral, Royer-Collard, Littré et Reynaud. Paris,
        1833.
    — Journal hebdomadaire des progrès des sciences et institutions mé-
        dicales, p. 230 et 304. Paris, 1834.
    — Bulletins de la Société médicale d'émulation. Séances du 5 et du
        19 février 1834.
A.-J. JOBERT (de Lamballe). Traité de chirurgie plastique, Paris, 1849,
    t. II, p. 317 et suiv.
Ibidem. De la réunion en chirurgie. Paris, 1864.
Ibidem. Traité des fistules vésico-utérines. Paris, 1852, p. 252.
G. SIMON. Zür Heilung der Blasen-Scheidenfisteln. Giessen, 1854.
Ibidem. Deutsche Klinik, 1856, n° 35, p. 357 à 361. Die quere obliteration
    der Scheide.
Ibidem, Ueber die operation der Blasen Scheiden-Fisteln durch die blutige
    nacht mit Bermerk uengen ueber die heilung der fisteln ; splalten
    un dejecte, welche un undeven Körpertheilen wor Kommen.
    Rostock, 1862.
Ibidem. Deutsche Klinik, 1868, n° 45, p. 405 et n° 46, p. 417.
Ibidem. Monatsschrift für Geburtskunde und Frauenkrankheiten, 1858,
    vol. XII, p. 42, pl. 2.
Ibidem. Scanzoni's Beiträge, Würtzburg, 1860, Bd. IV.
Ibidem. Beiträge zur plastichen Chirurgie vorzugweise zu den plastichen
    Operationen an den wandungen der zugängigen, Körperhölen ;
    des Mundes, der Scheide und des Mastdarms. Prag. 1868.
Ibidem. Mittheilungen und der chirurgischen Klinik der Rostoker kran-
    kenhauses. Prague, 1868.
BOZEMAN. New-Orleans medical and surgical Journal, n° janvier 1860,
    p. 37.
Ibidem. New-York medical Record, t. II, p. 433, n° 2, décembre 1867.
Ibidem. American Journal of medical sciences : vesico-vaginalis fistulas
    comparatives in analys of surgical methods. — July et October
    1870.
SCHUPPERT. A treatise on vesico vaginal fistula. New-Orleans, 1866, p. 31
    et suiv.
BOUISSON. Thèse de doctorat en médecine. Paris, 1837.

JEANSELME. Examen critique des méthodes directes de traitement des fistules vesico-vaginales. Journal l'Expérience, t. I, p. 257 et 464. Paris, 1838.

MICHON. Des opérations que nécessitent les fistules vésico-vaginales. Thèse de concours pour la chaire de médecine opératoire. Paris, 1841.

GUERBOIS. Thèse de concourrs. Paris, même année.

DIEFFENBACH. Opérative chirurgie. Berlin, 1845, t. I, p. 599.

BÉRARD. Bulletin de l'Académie de médecine, 1845, t. X.

Ibidem. Dictionnaire en 30 volumes, t. XXX, p. 481, des fistules du vagin.

— Gazette médicale. Paris, 1845.

FABRE. Encyclographie des sciences médicales, 1846, t. XXXI, p. 231.

MAISONNEUVE. Clinique chirurgicale, t. II. p. 68 et suiv. Paris, 1865.

Ibidem. Gazette des hôpitaux, 1853.

KILIAN. Opérations lehre für Geburtshülfe, t. III (Rein chirurgische operationen des Geburstschlfers), p. 332. Bonn, 1856, in-8.

ROSER. Archives für physiologische Heilkunde, 1858, p. 132, et Union médicale, 1866.

BAKER BROWN. The Lancet, April 19, 1862, p. 402.

JOUON. Etude sur les fistules vésico-vaginales en Allemagne. Thèse Paris, 1861, p 31.

MONTEROS. Du traitement des fistules urinaires chez la femme. Thèse Paris, 1864.

DA COSTA DUARTE. Thèse Université de Coïmbre, n° 11, 1865.

Ibidem. Instituto de Coïmbra, n° 11, février 1862, p. 234.

OTTO-SPIEGELBERG. Berliner Klin. Wochenschrift 1865, p. 365, n° 36.

FORICHON. Quelques observations sur la méthode indirecte de traitement des fistules vésico-vaginales. Paris, 1866.

COURTY. Traité pratique des maladies de l'utérus et de ses annexes, 1872.

Ibidem. Montpellier Médical, 1867.

D'ALVARÈS D'ANDRADE. Essai sur le traitement des fistules vésico-vaginales. Thèse Paris, 1864. Observations X et XI de ses tableaux. Appendices de Scanzoni, vol. IV, p. 186.

WEINLECHNER. Bericht der K. K. Rudolfshifing postérieurement à 1869 (?).

SALZER. Bericht des K. K. allgemeinen Krankenhauses, postérieurement à 1860 (?).

ULRICH. Medicinische Jahrbucher depuis 1842.

(Ces trois indications bibliographiques m'ont été fournies par M. Karl Gussenbauer. Je n'ai pu me procurer aucun de ces documents.)

SCIPIONI GIORDIANO. De la perdita involontaria d'orina per fistola genito-uronaria. Torino, 1868.

FERRAND. Essai sur les complications et le traitement des fistules urinaires chez la femme. Thèse Paris, 1869.

DE ROUBAIX. Traité des fistules uro-congénitales chez la femme. Bruxelles, 1870.

Ibidem. Presse médicale belge, n° 48 du 3 nov. 1872 et n° 36 du 10 août 1873.

Ibidem. Presse médicale belge, n° 32 du 12 juillet 1874 et n° 21 du 25 avril 1875.

Rizzoli. Clin. chirurgicale, 1872, p. 502 et suiv.

Kidd. Dublin medic. Journal, 1873.

De Montigny. Sur un cas d'oblitération artificielle du vagin. Thèse Paris, 1873.

Salomonsen. L.-W. Fistula vesico-uterina Kolpokleisis. Hospitalstitende 16 Jahrg., p. 69. Canstatt, 1873.

Norström. Operation fall af vesico-vaginal fistel. Hygiea, 1873. Po läk. sällek förh, p. 126.

— Annales de gynécologie, n° mai 1874.

Ibidem. Annales de gynécologie, n° 15, septembre 1875.

Ibidem. Annales de gynécologie, t. III, février 1875.

G lbert. Etude clinique sur les fistules vésico-vaginales. Thèse Montpellier, mai 1874.

Bloc. Thèse Montpellier, août 1872. Etude clinique sur le traitement de la fistule vésico-vaginale et les meilleurs conditions pour en assurer le succès.

Hergott. Du traitement des fistules vésico-vaginales, extrait des mémoires de la Société de chirurgie. Paris, 1874, obs. XI, XII et VI.

Ibidem. De l'oblitération du vagin comme moyen de guérison de l'incontinence d'urine dans les grandes pertes de substance de la vessie, etc. Nancy, 1875.

Ibidem. Bulletins de l'Académie des sciences, 5 août 1872.

Ibidem. Gazette médicale de Strasbourg, octobre 1872.

— Bulletins de l'Académie de médecine. — Séance du 16 mars 1875.— Séance du 13 avril 1875.

J.-L. Petit. Traité des maladies chirurgicales, Paris. 1790.

Bourdon. Des anaplasties périnéo-vaginales dans le traitement des prolapsus de l'utérus, des cystocèles et des rectocèles. Thèse Paris, 1875.

Sarry. Contribution à l'étude du traitement de la fistule vésico-vaginale. Thèse Paris, 1875, p. 26.

Plauchud. De la coïncidence des fistules vésico et recto-vaginales. Thèse Paris, 1875.

Kaltenbach. Ueber Scheidenverschluss bei urinfisteln. (Monatsschr. für Geburtskde. Band 32, 5444). 1868.

Ibidem. Ueber Scheidenverschluss im Blasengrund und Gewölbtheile, der Scheide. Deutsche Klin. N° 1, 2, 1869.

Benjamin Anger. Gazette obstetricale, n° du 20 avril 1875.

Billroth. Chirurgische Klinik. Zurich, 1860-1867 ; Erfaharungen auf dem Gebiete der praktischen Chirurgie (Berlin, 1869, Hirschwald). — Chirurgische Klinik. Wien 1869-1870. — Erfahrungen, etc. (Berlin, 1872, Hirschwald).

Barnes. Traité clinique des maladies des femmes traduct. Cordes, Paris, 1876, p. 172.

Sédillot. Traité de médecine opératoire, p. 450.

Velpeau. Médecine opératoire, 1re édition, t. I et t. IV, p. 703.

Ibidem. Journal de médecine et de chirurgie pratiques, 1853, p. 453.

Athill. The medic. Press. and circul. n° 18, décembre 1872, p. 528 et t. I
(année 1873) de la Revue des sciences médicales en France et à
l'étranger.

— Mémoires de la Société de chirurgie, t. VII, 3° fascicule.

— France médicale, nos des 22 et 25 mars 1876.

Sims. Silver sutures in surgery (the aniversary discourse before the New-
York Academy of medicine) New-York, 1858, p. 16 et 17.

Ibidem. Gazette des hôpitaux, 1863, p. 298 et 274.

Richet. Eloge de Jobert (de Lamballe). Séance de rentrée de la Faculté de
médecine de Paris, août 1868, p. 24.

Consulter en outre les ouvrages indiqués au bas de chaque page.

TABLE DES MATIÈRES

Paris. A. PARENT, imprimeur de la Faculté de Médecine, rue Mr-le-Prince, 31.